# 健康を取り戻したければ、「骨の電気」を整えなさい！

## つらい痛みを劇的に解消させる「骨電位療法」の治癒力

浅井治療所院長
浅井 融
Tohru Asai

現代書林

# はじめに

## 痛みやしびれの正体とは？

痛みやしびれといった「不快な感覚を伴う原因のはっきりしない症状」に悩まされている人がたくさんいます。原因がはっきりしないというのは病院で原因を特定できないという意味で、たとえば、身近な症状の一つである腰痛なども、その約85％は西洋医学では原因が特定できないものとして「非特異的腰痛」と呼ばれています。

とは言え、そこに痛みやしびれといった不快な感覚があるからには、必ず原因があり、その結果、そのような感覚が症状として生じているはずです。

では、その原因とは何でしょうか？　ここでまず、感覚はどのようにして伝わっているかということについて、改めて考えてみましょう。

どんな感覚も神経を通り脳に達して認識されるということは、皆さん知っていると思います。感覚の情報は電気信号として神経細胞を流れ、神経細胞間では神経伝達物質によって情報が伝達されます。

体中に張り巡らされた神経は電線のようなものであり、そこを流れる電気信号が脳に集まってきて、そこでさまざまな感覚が認識されるのです。

そして、痛みやしびれといった不快な感覚は、神経を流れて脳に届きます。それは、普段とは違う異常な電気信号だから不快に感じるのだ、と考えてもいいでしょう。

## 西洋医学で原因が特定できないケース

体で明白な異常が起きているとき、たとえば、ケガをしていたり臓器に腫瘍が生じていたりする場合、その異常を知らせる電気信号が生じて神経を流れて脳に届くと、その人は不快な感覚を覚えます。そして、異常が生じている箇所へ意識を向け、何らかの対処をとろうとします。

この場合、不快な感覚の原因ははっきりしているので、病院に行けば原因を特定してもらったうえで適切な治療を受けられるでしょう。

ただし、西洋医学で原因が特定できないケースでは、その不快な感覚の原因となっている体の異常が何なのかはっきりしないままです。

しかし、不快な感覚が確かに存在する以上、何か異常な電気信号が生じていて、それが脳に届いているはずです。これは、体の異常を知らせる電気信号というよりは、その電気信号そのものが異常なのです。

## 骨の傷や「へこみ」から生じる異常な電気信号

では、そのような異常な電気信号はどこでどのように生じているのでしょうか？

実は、体の各部では異常のあるなしにかかわらず、常時、さまざまな形で電気信号が生じています。皮膚や筋肉のほか、臓器や血管や骨で電気信号が生じており、それは脳に情報を届けているのです。

その一方で、脳へ伝えるべき情報がないのに強い電気信号を生じるケースがあります。その多くは骨にできた小さな傷や「へこみ」から生じている異常な電気信号です。

筋肉で生じている電気信号と比べ、骨で生じているそれは10倍の電圧を持っているため、痛みやしびれの感覚を引き起こすほか、ほかの正常な電気信号をかき消したり、脳がその信号をシャットアウトしようとして機能を一時的に停止してしまったりと、さまざまなマイナスの働きをしています。

つまり、それこそが原因を特定できない痛みやしびれといった不快な感覚の正体であり、単に不快というだけではない悪影響も体に及ぼしているのです。

## 人間の手の感覚の可能性

とは言え、異常な電気信号を生じている骨の傷やへこみを通常の医学的な検査で探すのは困難です。そもそも、そのような傷やへこみは骨折などとは違い、医学的な処置が必要なものではないため、それを探すという発想自体がこれまでありませんでした。

しかし、人間の手は訓練次第で、そのような異常な電気信号を生じている骨の傷やへこみを感じ取ることができると考えられます。それは、あん摩・指圧・マッサージ師として、多くの人の体に触れてきた私の経験からの推測ですが、私個人としてはそれを強く確信しています。

この本で述べている考え方の多くはあくまで仮説段階のものですが、これまで数えきれないほどの患者さんに対し、手の感覚で探し出した骨の傷やへこみを修復する施術を行ったところ、痛みやしびれといった不快な感覚のほか、さまざまな症状が大きく改善されていることから、今回、思い切って、この仮説の是非を広く世に問うことにしました。

医師や医学者の方々にも、ぜひ本書を読んでいただき、ご意見やご指導をいただければ幸いです。

## この本で述べる仮説を広く検討してほしい

私は大学で電気工学と無機化学を学んだ経験があるため、もし、この本が論文なら、骨で生じている電気信号について専門的な用語を使って記述するところです。おそらくそのほうが、より多くの医師や医学者の方々に、この本で述べる仮説を検討してもらえることでしょう。

しかし、この本は何らかの症状に悩んでいる一般の方々にも広く読んでいただきたいと思い、専門的な用語をなるべく控え、誰もがわかりやすい説明を心掛けることにしました。専門的な用語を使わないとうまく説明できない場合などは、その用語の意味について、詳しく理解しやすく説明したつもりです。

本書のプロローグでは、まず具体的な改善症例を紹介し、なぜ、骨で生じている電気＝「骨の電気」がその改善のカギとなるのかを端的に説明します。

第1章では、「骨の電気」が、痛みやしびれといった不快な感覚を伴う原因のはっきりしない症状と関係していること、また、そのほかのさまざまな疾患にも関係している可能性について述べます。

第2章では、異常な電気信号を生じている骨の傷やへこみを修復する施術方法＝骨電位療法と、それによって症状が改善していく仕組みを、続く第3章では疾患名ごとの改善症例を紹介します。

第4章では、そこまでの説明を踏まえたうえで、骨を健やかに保つことで健康を維持・回復させる生活のあり方について説明します。最後の第5章では、私の元に届けられた患者さんや施術家の実際の証言をご紹介します。

この小著が、皆さんの健康と医学の進歩に寄与するところが少しでもあれば、それが私の喜びとなります。

2019年9月

浅井治療所院長　浅井　融

# 目次

第3章

## 「骨の電気」を整えよ――骨電位療法の改善症例

頭部の疾患　127



神経・メンタル面の問題　137

## 第4章　骨から健康になるための生活習慣　149

# プロローグ

# 劇的な
# 改善症例のカギは
# 「骨の電気」に
# あった！

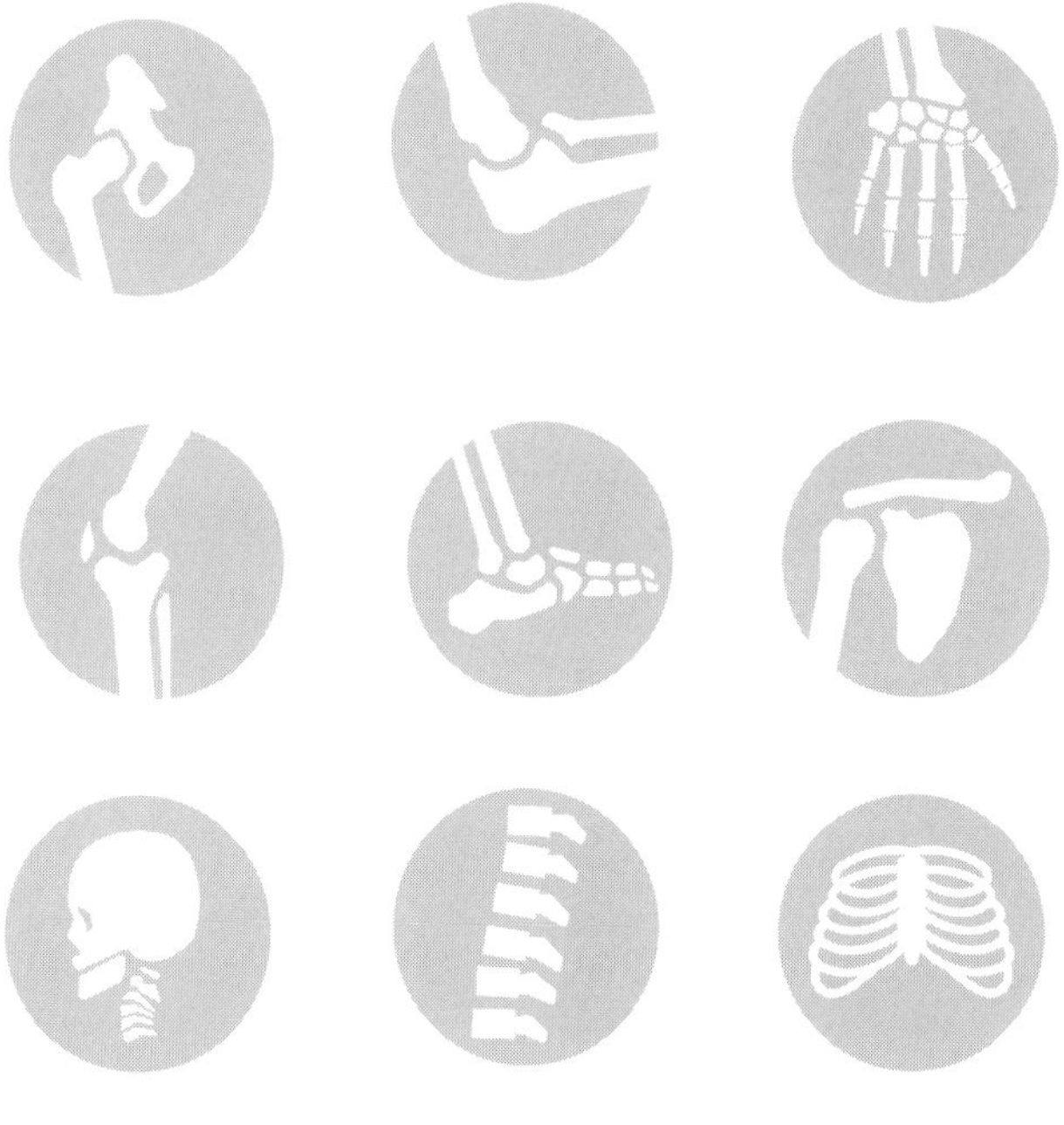

## 「これまでに受けた治療の中で最も効果のある方法です」

原始時代、人類は疾患へどう対処していたのでしょうか？

古代文明の遺跡に遺された壁画などから推測すると、祈祷など宗教儀式のほか、薬効植物やマッサージなどの手技療法が治療として施されていたようです。

これらは、ある程度までは医療として功を奏していたとしても、細菌やウイルスによる感染症には無力であったでしょう。

感染症はいったん流行してしまうと多数の死亡者を出すことがあるため、医学が未発達だった時代には、疫病を鎮めるために神殿を建立したり、祭事を執り行ったりしていました。東大寺大仏や京都八坂神社の祇園祭などはその名残りです。

そのように長い間、人類は感染症への対抗手段に決め手を欠いてきましたが、19世紀にルイ・パスツールが種痘の予防接種を始めたのをきっかけとして、細菌から身を守る薬品が研究開発され始め、医学は急速に発展していきました。

そうした経緯から、現代の医学は細菌学が基本になっており、細菌よりも10分の1から

100分の1ほども小さなウイルスが発見されたことにより、感染症による死亡者は劇的に減少しました。

また、解剖学、病理学、生理学の発展により、各臓器の詳細な構造や機能が明らかになったことで、多くの疾患の原因が判明してきています。

近年では、遺伝子の問題にまでアプローチしつつありますが、それでもなお、すべての病気に対応できているわけではなく、難病とされる疾患はいまだ数多くあります。

その一つにＩｇＧ４関連疾患という国の指定難病があります。指定難病とは治療方法が確立しておらず長期の療養が必要なため、国が医療費助成制度の対象としている疾患のことです。

これには複数の疾患が含まれており、それらの疾患は共通して、ＩｇＧ４という抗体（体内に侵入した細菌やウイルスを攻撃する物質）を作り出す形質細胞が塊《かたまり》となって臓器を攻撃して腫れさせ、さまざまな症状が現れてきます。

それがどの臓器で起きるかによって異なる疾患名が付き、そのうち、涙腺や唾液腺が腫れるものはミクリッツ病（涙腺唾液腺炎）と呼ばれています。

そのミクリッツ病にかかった方が骨電位療法を受けにこられたことがあります。

患者さんの涙腺と唾液腺は腫れており、がんも疑われるところでしたが、病院で患部の組織を調べたところがん細胞はなく、ＩｇＧ４関連疾患と診断されました。そこで、治療として腫れを抑えるステロイド剤が投与されましたが、この方の場合、いくつかの病院で治療を受けても目に見える改善がなかったそうです。

一方、骨電位療法では、過去にＩｇＥという抗体に関係する疾患への施術で良い結果が出ていたため、ＩｇＧ４関連疾患も改善できるものと判断して施術を行ったところ、患者さんから、「これまでに受けた治療の中で最も効果のある方法です」という評価をいただきました。

## 免疫の要《かなめ》となる白血球は骨で作られる

骨電位療法はなぜＩｇＧ４関連疾患を、ここではその一つであるミクリッツ病を改善できたのでしょうか。

血液成分の一つである白血球が免疫で重要な働きをしているというのはご存じでしょう。その白血球を、赤血球や血小板とともに作っているのが骨の中心部にある骨髄です。つまり、骨が血液の主要な成分を作り出しているのです。

白血球にはいくつかの種類がありますが、そのうちBリンパ球（B細胞）は体内に侵入した細菌やウイルスを見つけると形質細胞に変化して抗体を作り出します。また、一部の形質細胞は骨髄に入り、そこで待機することになります。

つまり、形質細胞に異常が生じるＩｇＧ４関連疾患は、骨と深く関係しているのです。

そして、ここからは私の仮説となりますが、骨に傷やへこみがあると、それによる異常な電気信号が、その箇所で作り出された白血球に何らかの異常を生じさせていると考えられます。

ＩｇＧ４関連疾患だけでなく、関節リウマチなどの膠原病や、気管支ぜんそくなどのアレルギー性疾患もまた、骨にある傷やへこみを修復させる骨電位療法の施術で改善していきますが、それは、骨で生じている異常な電気信号が消えて正常な白血球が作られるようになった結果ではないでしょうか。

ＩｇＧ４関連疾患、ミクリッツ病の施術については第3章で改めて詳細に説明します。

## 白血球は骨（骨髄）で作られる

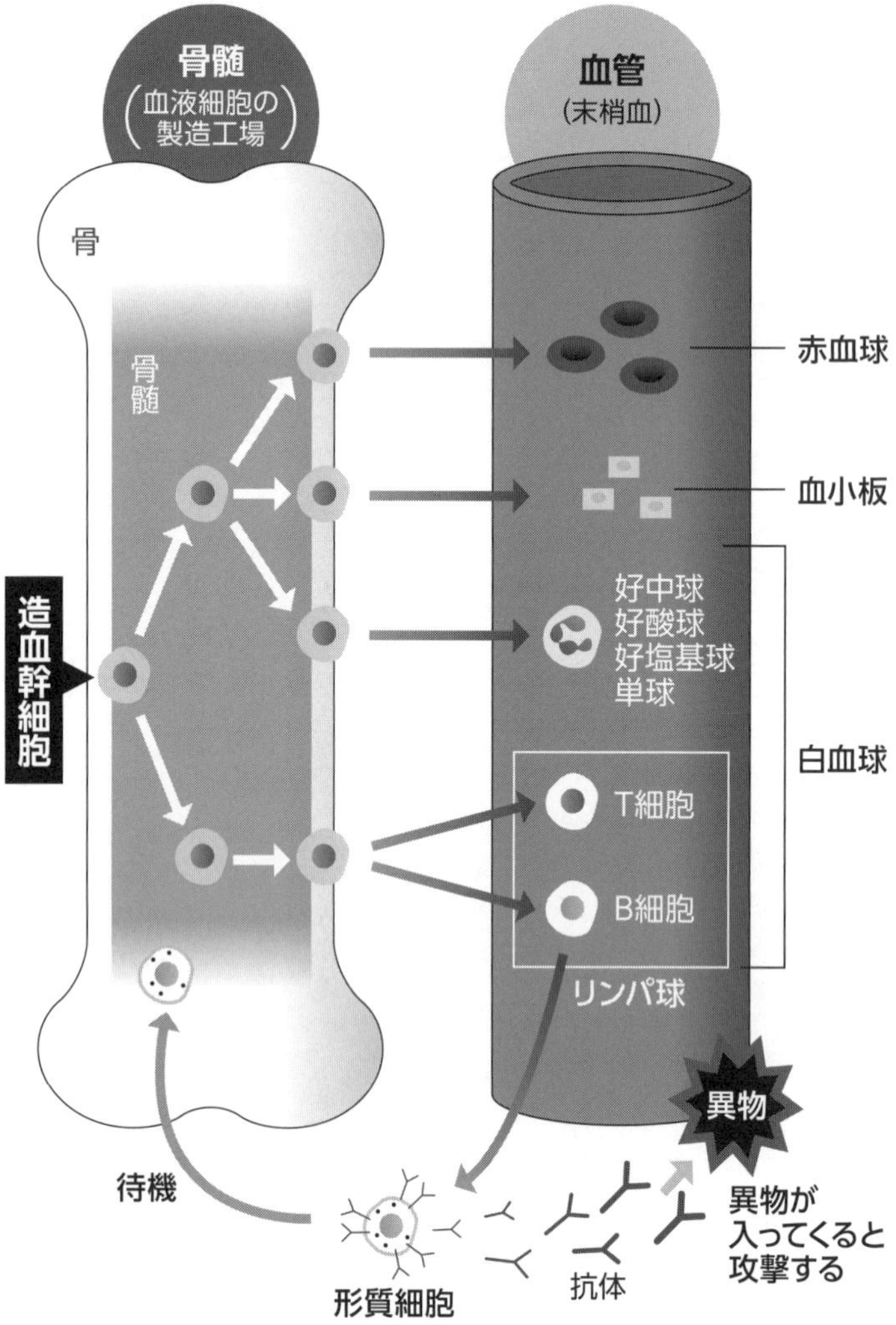

## 内科とリハビリテーション科の医師も骨電位療法を学んでいる

このＩｇＧ４関連疾患のように、現代の医学でも原因がはっきりせず、症状の緩和に終始する対症療法しか打つ手のない疾患の多くは、その原因が骨の傷やへこみで生じている異常な電気信号にあると考えられます。

ＩｇＧ４関連疾患は特に骨と関係の深い疾患ですが、骨電位療法の経験から、多種多様な疾患や症状は「骨の電気」が原因で起きていると推測されます。

骨電位療法には、椎間板ヘルニア、脊柱管狭窄症、四十肩・五十肩といった骨と関係する疾患や症状はもちろん、顔面神経麻痺、胃潰瘍、下肢の冷え、肝臓の数値、糖尿病、不眠症、うつ病、狭心症、不妊症、自己免疫疾患、アレルギー性疾患、そのほか原因不明の症状について、数多くの改善症例があります。

また、人工透析を行っている病院と共同研究を行ったほか、内科とリハビリテーション科の医師が骨電位療法を学ぶなど、まだわずかではありますが医学の世界でも理解者が存在しています。

そうしたことから、骨電位療法の効果の確かさと、その背景にある仮説が間違っていないことを私は確信していますが、既存の医学にとっては新しい考え方であるため、この本を通じてその仮説が今後、さらに広く医学の世界で検証されることを期待します。

# 第1章

# 健康を科学したら「骨の電気」に行きついた

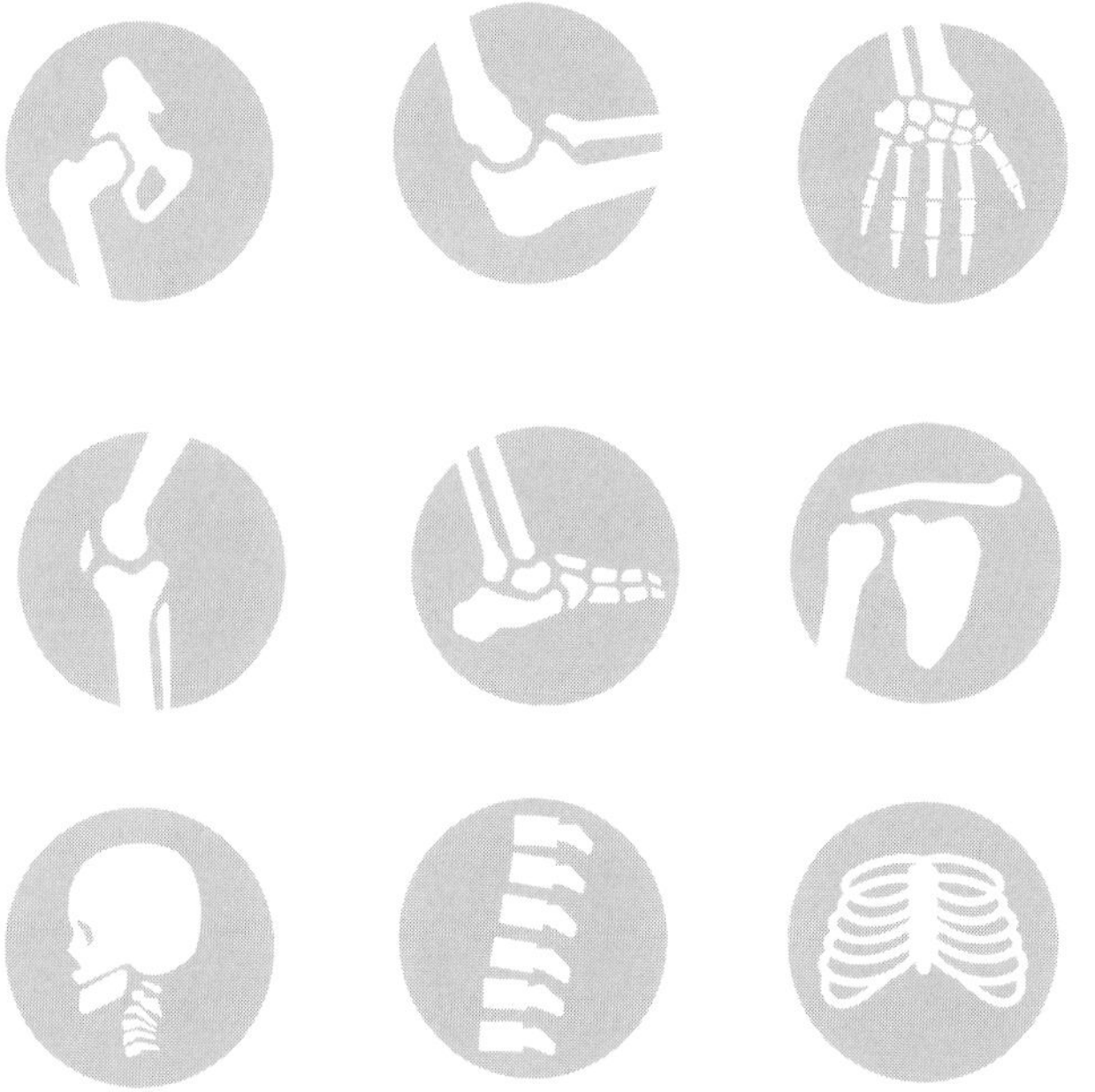

## 原因がはっきりしない痛みやしびれの「本当の原因」は？

第1章では、骨の電気＝「骨で生じている異常な電気信号」が、さまざまな症状や疾患の原因になっているという仮説について改めて説明しましょう。

なお、ここに言う電気信号とは、正確には「イオン」と表現するべきですが、ここでは一般の方にも理解しやすいよう「電気信号」と表現しています。意味合い的にはそう変わりはありません。

切り傷やねんざなど、ケガを負ったときに痛いのは原因がはっきりした痛みであり、正座していて脚がしびれるというのも同様に原因がはっきりしています。胃潰瘍など内臓疾患による痛みも同じことです。

一方、原因がはっきりしない痛みやしびれとは、通常、病院では原因を特定できないものを言います。そして、その多くは骨で生じている異常な電気信号が原因になっているのではないか？　というのが本書で提示する仮説です。

痛みはもちろん、どんな感覚も電気信号や神経伝達物質の形で神経を通って脳に達して認識されるため、体中に張り巡らされた神経は電線のようなものと言えます。

ケガや内臓疾患など原因がはっきりしている痛みやしびれなら、体に起きている異常を知らせるために必要なものですが、そうした原因がないのに痛みやしびれといった不快な感覚をもたらす電気信号だけが生じることがあります。何らかの理由で異常な電気信号が生じるのです。

それは体の異常を知らせる電気信号ではなく、その電気信号そのものが異常ということです。そこで、その異常な電気信号さえ生じないようにすれば、痛みやしびれといった不快な感覚を伴う症状は解消されます。

## 骨電位療法は骨で生じている異常な電気信号にアプローチする

骨電位療法の施術では、その異常な電気信号が生じないようにしていきます。

これは、鎮痛剤で痛みを止めることとは異なります。

鎮痛剤は神経伝達を遮断して痛みの電気信号が伝わらないようにしますが、痛みそのものの信号はそのまま生じ続けるので、薬剤の効果が消えるとまた痛みが現れてきます。

ケガや内臓疾患といった原因による痛みなら、鎮痛剤で痛みを抑えながら原因となっている問題を治療するのもいいでしょうが、そういった原因がなく異常な電気信号だけが生じている状態においては、鎮痛剤は本質的な解決とはなりません。場合によっては、鎮痛剤の副作用で別の症状が現れることもあるでしょう。

一方、骨電位療法は異常な電気信号そのものにアプローチします。

皮膚や筋肉のほか、臓器や血管ではさまざまな形で電気信号が生じていますが、骨に異常な電気信号が生じていると、それらの正常な電気信号の伝達を妨げます。それは、筋肉や血管などで生じる電気信号の電圧が$10^{-7}$V程度であるのに対し、骨で生じる電気信号はその10倍の$10^{-6}$Vだからです。

また、筋肉などで生じて体の各部から脳へ送られる電気信号は、電圧が高低の変化を起こすことでパルス状の信号となりますが、骨で生じる電気信号は先に述べたように電圧がより高く、しかも一定であるため、ほかの信号をかき消すノイズのような働きをしてしまいます。

それは、静かな高原の森の中で鳴くウグイスの声が、無数のセミのけたたましい鳴き声（ノイズ）にかき消されるようなものです。

## 「ノイズ」が大脳皮質細胞が受ける信号を妨げる

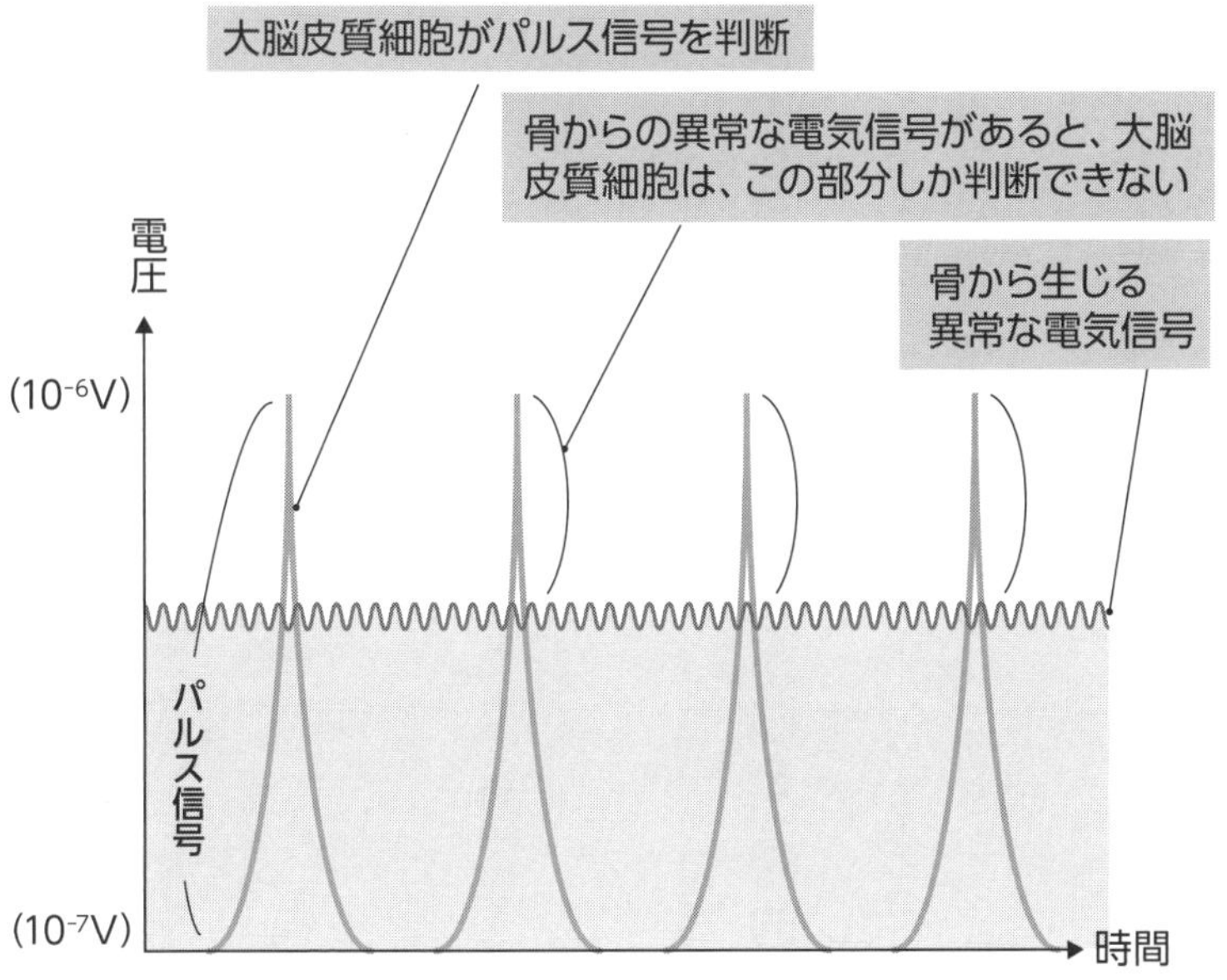


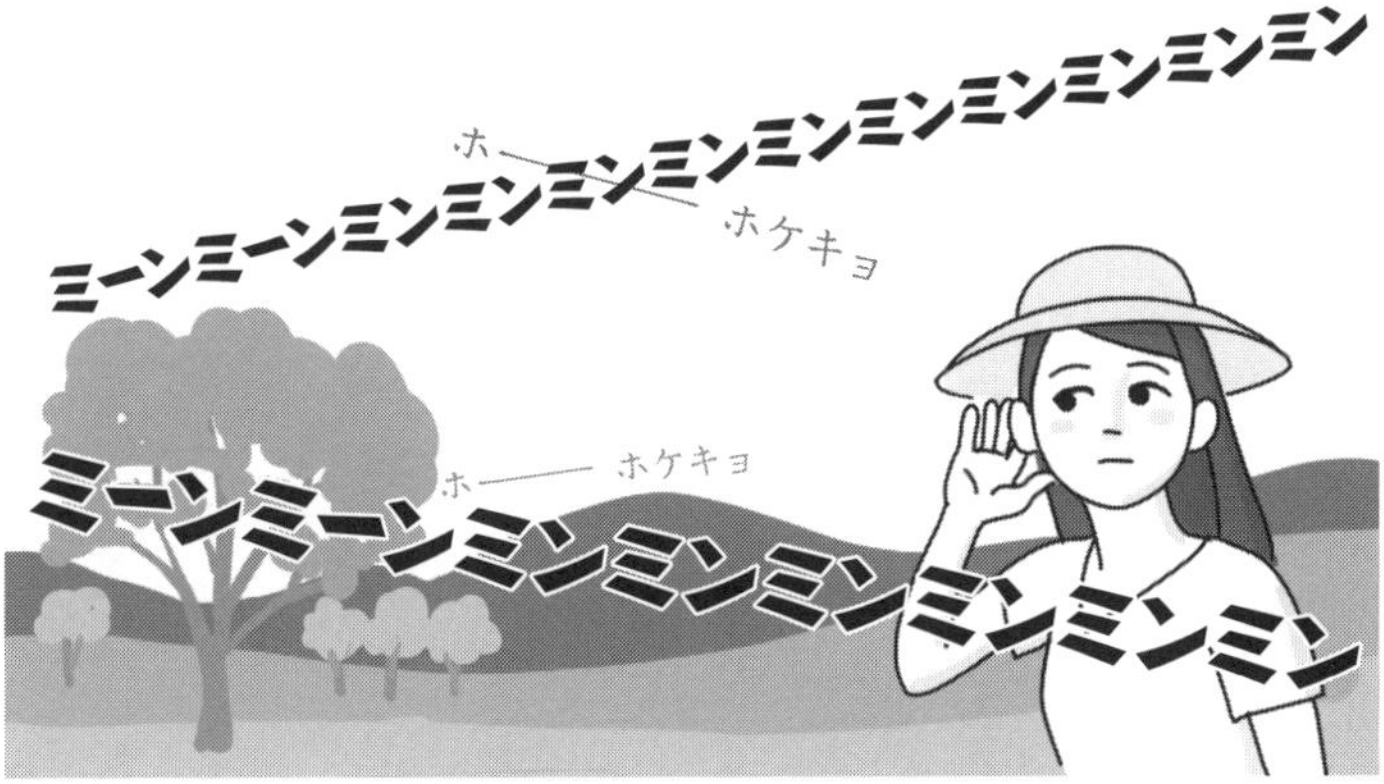

その場合、体の各部位から脳へ送られる電気信号だけでなく、脳から体の各部位に送られる指令としての電気信号まで、骨で生じた異常な電気信号による「ノイズ」で妨げられます。それは、脳からの指令もまた筋肉や血管からの電気信号と同じく、骨で生じる電気信号よりも電圧が小さいからです。

それにより体の正常な働きが妨げられることは言うまでもありません。

本来、働くべき機能が働かなかったり、体で起きている異常が脳に伝達されなかったりして、悪化を誘うことがあるのです。

## 骨で生じた異常な電気信号が脳を一時的に機能停止させる

骨で生じた異常な電気信号は、それ自体が脳に不快な信号として受け取られることもあります。異常な信号なので不快に感じ、何らかの症状として、あるいは体調不良として脳が受け取るのです。

それが痛みとして感じられる信号なら、脳の高次な機能を司る大脳皮質は生命維持に支障のある何かを示すものとしてその痛みをとらえますが、骨で生じている異常な電気信号は、そのような緊急事態を示すものではありません。

また、何度も繰り返し起きてくる痛みなら、生命維持とは関係のないものとして、一時的にその電気信号をほかの感覚や脳からの指令ごとシャットアウトしてしまいます。つまり、脳の機能停止です。

そうなると、生命維持に必要な電気信号が大脳皮質に届かなかったり、脳から体へ向かう電気信号が発信されないことになり、体の各所でさまざまな疾患や症状が起きてきたり、自律神経失調症やうつ病と言われる疾患になったりすると考えられます。

脳の中で何が起きているのかは、現代の医学でもいまだわかっていないことが多いのですが、異常な電気信号を生じさせないように骨を施術すると、痛みやしびれといった不快な感覚が解消されるだけでなく、自律神経失調症のほか内臓疾患や免疫に関係する疾患、あるいは、うつ病など心の問題に至るまで、多種多様な症状や疾患が改善していることから、ここで述べていることはほぼ正解ではないでしょうか。

# 骨は生きていて新陳代謝している

ここで、「骨の電気」について、骨の構造のところから詳しく説明しましょう。

骨というと、無機物のような、まったく変化しないものだと思っている人も多いと思います。しかし、実際のところ骨は生きた細胞によって絶えず生成され分解されています。つまり、新陳代謝しており、これをリモデリングと言います。だから、骨折したとしても、正しく固定すると折れたところが癒合《ゆごう》して再びつながるわけです。

骨の新陳代謝を司っているのが破骨《はこつ》細胞と骨芽《こつが》細胞で、前者は古くなった骨を溶かし、その後に後者が新しい骨を作っていきます。また、骨細胞という細胞もあり、それは骨にかかる荷重のセンサーとして働き、骨のリモデリングをコントロールしていると考えられています。

一方、成分という観点で考えると、骨はコラーゲンというタンパク質の線維と、ハイドロキシアパタイト（リン酸カルシウム）という無機質からできていることになります。そして、ハイドロキシアパタイトは主にカルシウムとリンで成り立っています。

これを建築物にたとえると、コラーゲンは鉄筋でハイドロキシアパタイトはコンクリートにあたると言っていいでしょう。

構造としては、コラーゲンの層の中にハイドロキシアパタイトが沈着した五層の構造となっており、外側の均質で緻密な皮質骨（緻密質）と呼ばれる層は骨の強さに関係し、骨の中心側にある海綿質というスポンジ状の組織では血液の成分が作られています。そのスポンジの微細な穴には骨髄が詰まっており、白血球や赤血球、そして血小板を作り出しているのです。

骨は若いうちに盛んに作られ、20～25歳くらいで骨量は最大になります。その後は中年期までほぼ同じ骨量を保ちます。男性の場合、その後ゆっくりと骨量が減少していきますが、女性は閉経で女性ホルモンがほとんどなくなったときに骨量が大きく減少します。

骨がもろくなる骨粗《こつそ》鬆症《しょうしょう》を防ぐには、若いうちに食事と運動により骨量をできるだけ大きくしておくことです。女性はそれに加え、閉経後に骨量を維持するための食事と運動を特に心掛け、場合によっては薬剤の助けも借りることになります。

骨のリモデリング

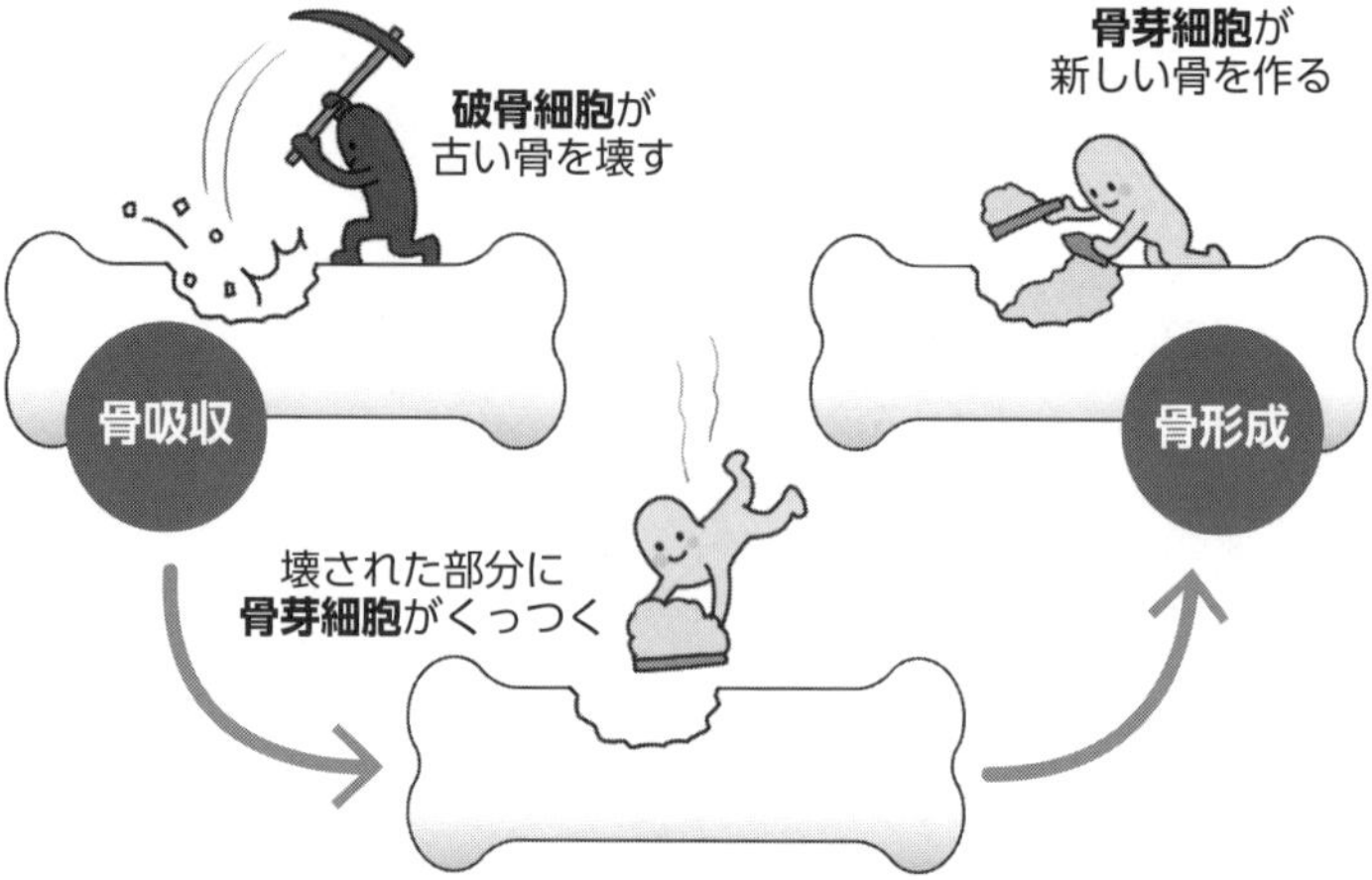


骨の構造

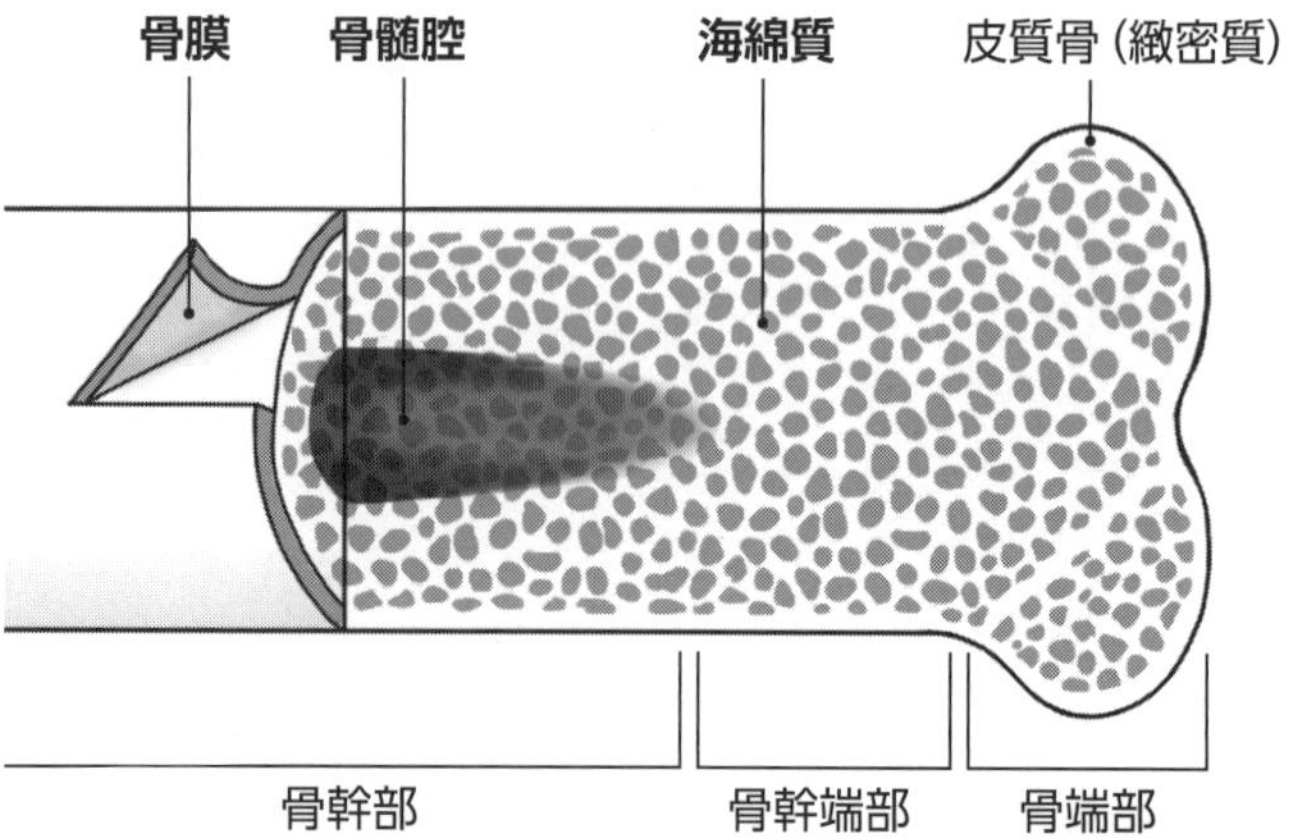

## 「骨の電気」が生じる仕組み

さて、結晶構造の物質の中には、圧力をかけたときに、その中で電気的にプラスのところとマイナスのところが生じるものがあります。この現象はピエゾ効果（圧電効果）と呼ばれ、そのような性質のある物質を圧電体と言います。

そのプラスとマイナスの間には電圧が生じます。電圧とは電流を流そうとする圧力のようなもので、プラスとマイナスの差が大きいほど、その圧力も大きくなります。

身近なところでは、ガスライターの着火がこのピエゾ効果によるものです。バネを利用して圧電体に急激な圧力を加えることで強い電圧を生じさせて火花を起こしているのです。

このピエゾ効果は骨でも生じています。骨を形づくっているコラーゲンとハイドロキシアパタイトはどちらも結晶構造の圧電体であり、圧力を加えることでプラスのところとマイナスのところが生じて、そこに電圧が発生しているのです。

これは骨のリモデリングに関係しており、ハイドロキシアパタイトの結晶にピエゾ効果が生じると、そのマイナスのところに新しい骨が生じやすくなることがわかっています。

体の姿勢や動きに伴ってさまざまな方向から圧力を受けている骨は、ピエゾ効果によって、その圧力をうまく支えられるようにリモデリングされていくと考えてもいいでしょう。

## コラーゲンとハイドロキシアパタイトの電圧差は10倍

なお、ピエゾ効果によって骨で生じる電圧は、コラーゲンの結晶では$10^{-7}$V程度、ハイドロキシアパタイトの結晶ではその10倍の$10^{-6}$Vとなっています。

これは、先に「筋肉や血管などで生じる電気信号の電圧が$10^{-7}$V程度、骨で生じる電気信号はその10倍の$10^{-6}$V」と述べたことに関係します。コラーゲンは筋肉を包んでいる筋膜のほか、筋肉と骨をつないでいる腱、骨と骨をつないでいる靭帯、表皮の下にある真皮などに多く含まれているため、そこに圧力がかかることで生じる電気信号の電圧は、骨においてコラーゲンの結晶が生じる電圧と同じ$10^{-7}$V程度となるのです。

# 骨の傷やへこみで異常な電気信号が生じる

骨で生じている電気信号には正常なものと異常なものがあります。

骨に圧力をかけた場合、その部位にプラスの電圧が生じ、ハイドロキシアパタイトの結晶の末端にはマイナスの電圧が生じます。

そこで、たとえば上図のように棒状の骨であれば、その両端がマイナスとなります。これは正常な電気信号であり、先に述べたように骨のリモデリング、つまり、新陳代謝の助けとなります。

一方、異常な電気信号とは、骨についた傷やへこみで生じるものを言います。

傷やへこみで異常な電気信号が生じる

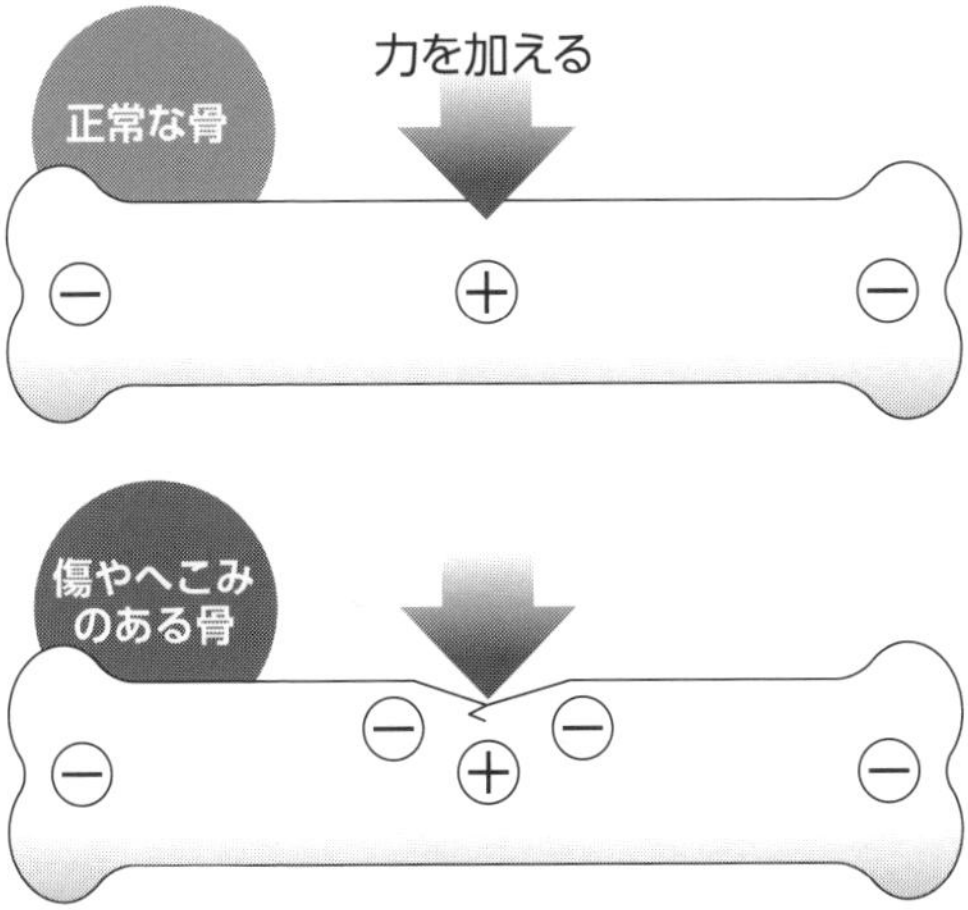

傷やへこみがあると、そこがハイドロキシアパタイトの結晶の末端となり、そこにもマイナスの電圧が生じます。これは、本来なら生じないはずのものですから、異常な電気信号ということになるのです。

## 骨量が減ってくると異常な電気信号が生じやすくなる

骨の傷やへこみは決して珍しくはなく多くの人が持つものですが、若い頃にはそれが異常な電気信号を生じさせることは少なく、年齢を重ねていくほどそれが生じやすくなってきます。

すでに説明したように、骨質層は五層の構造となっており、そのうち骨の中心側にある四層の海綿質に沈着したハイドロキシアパタイトは、加齢やカルシウムの少ない食生活が原因で骨から溶け出してしまいます。スポンジ状の構造を持つ海綿質は表面積が大きく、多くの破骨細胞と骨芽細胞に囲まれているため、骨の増減と連動しやすいのです。

骨密度の低下とはこのことを言いますが、このような状態になると骨の中心側の四層の海綿質部分での十分な支えがなくなり、表層の皮質骨（緻密質）だけで体重や動作による圧力を支えていることになります。当然、骨の傷やへこみにもより強い圧力がかかり、生じる電圧もより大きなものとなります。

40代、50代になってくると、体のあちらこちらに不調が生じ始めるのはこのためです。骨密度が低下してくると、それまでにできていた骨の傷やへこみから異常な電気信号が大きくなり、それが痛みやしびれなどの不快な症状として感じられたり、脳から体への指令が妨げられて疾患が生じたりしてしまうのです。

## 関節面の圧迫によっても異常な電気信号が生じる

骨における異常な電気信号は傷やへこみだけでなく、圧迫された関節面でも生じてきます。関節面とはその名の通り、関節において骨と骨とが接している面のことですが、姿勢や動作によって圧迫された関節面でも、やはりピエゾ効果により電圧が生じるのです。

それ自体は異常な電気信号ではありませんが、いわゆる骨のズレと呼ばれる関節のわずかなズレにより関節面が常時圧迫されているとそこに電圧が生じます。これは本来は存在しないものであり、異常な電気信号と言っていいでしょう。

その異常な電気信号は周囲の筋肉や腱を硬化させ関節の動きを悪化させます。

また、関節の近くのマイナスの電圧を生じたところに、本来あるべきでない新しい骨を作り出すこともあります。この新しい骨はトゲのように飛び出すことから骨棘《こっきょく》と呼ばれ、これが神経を圧迫して痛みを生じさせることがあります。

骨棘を作るまでには至らないとしても、関節のズレにより関節面で電圧が常時生じていたなら、その電気信号によって、近くの神経に痛みなどの症状が起きてくるはずです。

## 背骨を構成する椎骨は互いに関節面を成している

関節面で生じる異常な電気信号のうち、特に背骨の関節面で生じるそれは、さまざまな症状を引き起こす可能性があります。

その説明の前にまず、背骨の構造について簡単に触れておきましょう。

背骨は7つの頸椎、12の胸椎、5つの腰椎、そして5つの骨が癒合して1つになった仙骨、4つの骨が癒合して1つになった尾骨によって構成されています。それぞれの骨は椎骨とも呼ばれ、隣り合った骨と関節を成しています。

仙骨と尾骨、そして、一番上に位置する2つの椎骨（第1頸椎・第2頸椎）を除くと、そのほかの22個の椎骨は似た構造をしており、前方（腹側）には楕円形の椎体という部分が、後方（背中側）にはアーチ状の椎弓があります。その椎体と椎弓の間にできる椎孔という空間は脊髄の通り道です。

椎弓には5つの突起があり、後下方への大きな突起は棘突起《きょくとっき》、横方向への大きな突起は横突起、横突起の根本あたりで上下についている小さな2つの突起は上関節突起、下関節突起と言います。

隣り合った椎体の間には椎間板という弾力のある組織があり、さらに、上関節突起は1つ上の椎骨の下関節突起との間で関節面を、下関節突起は1つ下の椎骨の上関節突起との間で関節面を成しています。

## 関節面で生じる異常な電気信号は筋肉や腱を硬く変質させる

椎体と椎弓の間にできる椎孔は、上下に連なる椎骨において脊柱管という管状の空間を形作っています。よく聞かれる脊柱管狭窄症《せきちゅうかんきょうさくしょう》というのはこの空間が狭くなる疾患のことです。

脊柱管には脊髄が通っており、脳から体へと筋肉を動かす指令を伝える信号のほか、体の感覚を脳に伝える信号などが通っています。そこで、椎骨同士の関節面で異常な電気信号が生じていると、脳から体への指令伝達や体の感覚のところでさまざまな問題が生じてきます。

また、背骨の横には自律神経という神経も通っています。

自律神経とは、本人の意思に関係なく24時間休むことなく、循環器や消化器や呼吸器などの働きを調整している神経です。そのため、背骨のどこかの関節で異常な電気信号が生じていると、その近くの自律神経の働きにも異常が生じ、循環器や消化器、呼吸器に不調が生じるほか、やがて具体的な疾患に進行する可能性もあります。

そのほか、椎骨の関節面で生じる異常な電気信号が、その近くの筋肉や腱を硬く変質させ、それが椎間板ヘルニアに間違われることもあります。これについては、第3章の椎間板ヘルニアの項目で詳しく説明しましょう。

## 異常な電気信号が椎骨のズレを生じさせることもある

椎骨のわずかなズレにより、その関節面で異常な電気信号が生じることを説明しましたが、その逆に異常な電気信号により椎骨のズレが生じることがあります。

痛みの信号は体の生命維持に関係する重要な情報ですが、慢性的な痛みとなると生命維持には関係ありません。骨の傷やへこみなどから生じている異常な電気信号なら、なおのことそうでしょう。

先に述べたように、脳の大脳皮質においては、生命維持に不要な痛みの電気信号は止められており、それと同様に脊髄でも痛みの電気信号を止めていたり低下させていたりすると考えられます。椎骨をズラすことでそうしているのです。

それによって末梢の異常な信号が脳へ送られないようにして、脳ができるだけ正常に働くようにしているわけです。

脊髄の通り道である脊柱管が狭くなる脊柱管狭窄症も同じ理由で起きているものと考えられます。つまり、末梢の異常な信号が脳へ送られないようにするために、体はあえて脊柱管を狭くしてしまうのです。これについては改善症例にも触れつつ第3章で詳しく説明しましょう。

## 大学で電気工学と無機化学を学んだ経験が骨電位療法につながった

ここで述べている個々の事柄は医学的、あるいは科学的に確かなことばかりですが、骨で生じている異常な電気信号がさまざまな症状や疾患の原因になるというのは、医学や科学がいまだ触れてきていない視点です。

その意味でまったく新しい考え方と言えますが、私がこの視点に至ったのは、大学で電気工学と無機化学を学んだ後、医療の道へ進んだという経歴が一つの理由であるように思います。

高校時代、電気に興味を持った私はラジオやオーディオ装置を自作し、大学でも電気の勉強をしていました。そして大学では、電子顕微鏡やX線分析装置を使って結晶の勉強をしているうちに、少しずつ無機化学への興味が出てきたため、卒業後、無機化学の教室で助手を務めることになりました。

私はそこで骨の結晶、ハイドロキシアパタイトの結晶について学んでいましたが、その後、事情があって辞めることになりました。それで、これからどうしようかと思っていた頃、自分の使命は医療の道ではないかという思いに至ったのです。

実は、私はそれ以前に身近な人に対して無償で施術をしていたことがあり、電気のことだけでなく医療の道にも関心を寄せていました。

またその同時期に、中国の鍼灸師が施した電気鍼麻酔により、全身麻酔なしに脳腫瘍の開頭手術を行ったニュースをテレビ報道で目にしたこともきっかけとなりました。通常の全身麻酔であれば意識を完全に失ってしまうところ、手に刺した鍼に電気を流しただけで、患者は開頭手術を受けながらアメリカ人記者のインタビューに答えていたのです。

痛みは電気信号で消せるということに関心を持った私は、以前から興味のあった電気の世界と医療の世界が自分の中でつながったと感じました。

当時、大学での助手の仕事を辞めていた私は、別の仕事をしながら無償で大学の運動部の方などの施術をしていましたが、あるとき、その父兄の方から「施術を仕事にするなら免許を取得したほうがいいのではないか」との助言を受けました。

それまでそういう世界のことをほとんど知らなかった私でしたが、その助言に従い、改めて指圧・あん摩・マッサージ師の専門学校へ入って資格取得を目指すことにしました。その後、本格的に仕事として医療の道に入った私は先人や仲間の力を借りて技を磨いていき、一つのハードルを越えるとさらに難しい患者さんがやってくるということの繰り返しで、自分なりに納得のできる施術ができるところまできました。

その中ではいろいろなご縁もあり、会おうと思ってもなかなか会えないような方にも多く出会わせていただいています。

大学で電気工学や無機化学を学んだ後に医療の道に進むというのは一見遠回りのようですが、骨のハイドロキシアパタイト結晶について学んでいた私が、骨電位療法として、その結晶に働きかける施術をしているのですから、今にして思うと、これまでの人生に無駄なことは何一つなかったと言えます。

# 第2章

# 異常な「骨の電気」を解消し、健康を取り戻す骨電位療法の実際

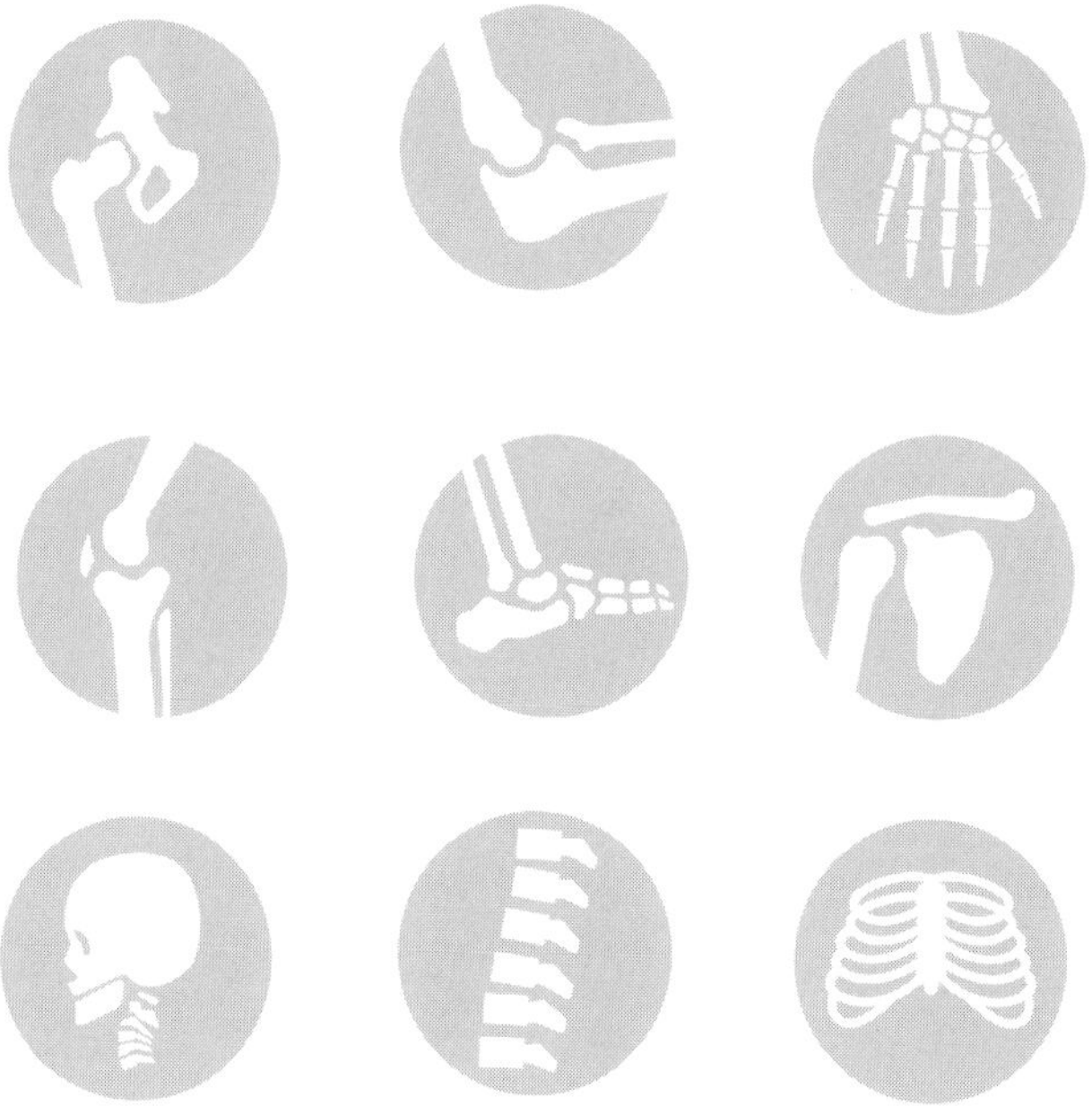

## 改善した患者さんの存在が証明するもの

骨で生じている異常な電気信号がさまざまな症状や疾患の原因になっているという考え方については、ここまでのところで理解していただけたかと思います。

ただ、考え方としては理解してもらえても、科学的な証明のところが難しいのです。

それは、生きている人体の骨で生じている異常な電気信号の計測が困難であるからです。

さらに、その電気信号が脳でどのように働き、その結果、心身にどのような症状や疾患が起きてくるのかという一連のプロセスを追うとなると、科学的に測定して証明するのは現在の科学レベルではまず不可能です。

それでも、骨電位療法を学んだ人は、ここまで述べてきた考え方を自らの体験として実感しています。

骨電位療法の施術では、患者さんの体に触れて骨で生じている異常な電気信号を指先で感じ取り、その箇所に対して施術を行うことで、さまざまな症状や疾患を改善させてきたからです。

科学的な測定が難しいものを人の手が感知できるのか疑問に思う方もいると思いますが、人の手というのは訓練次第で機械以上の精度を実現できるものです。

精密すぎて機械では作れない部品を、人の手の職人技で作っている町工場の話を聞いたことのある方もいるでしょう。骨で生じている異常な電気信号もそれと同じで、ある程度、繊細な手の感覚のある人なら感じられるようになります。

その感じ取ったものが本当に〝骨で生じている異常な電気信号〟なのかどうかは、骨電位療法の結果が示していると私は考えます。

ここまで述べてきた考え方に従って、指先の感覚を頼りにして施術した患者さんの多くが改善しているのです。

## 異常な電気信号は指先でどう感じられるか

骨で生じている異常な電気信号がどのように感じられるかという点については、何とも表現のしようがありません。電気といってもビリッとくるわけではなく、何かそこだけが「あっ、おかしいぞ」という感じなのです。

当然、骨電位療法を学ぶ人にこれを教えるのは大変難しく、まず私がわかりやすい箇所を探しておき、次に生徒にそこを触れさせてほかの箇所との違いを感じてもらうというやり方を何度も繰り返し、時間をかけてその感覚をつかんでもらいます。

感覚を体得するまでには相当な修練が必要ですが、中にはすぐわかる方もいるようです。そのあたりは、一人ひとりの資質の違いということなのでしょう。

東洋医学におけるツボ（経穴）というものも、実は骨などで生じている異常な電気信号をとらえたものではないでしょうか。

その道の先人たちが繊細な手の感覚を通して体表上でとらえた「あっ、おかしいぞ」という箇所のうち、異常の現れやすいところを最大公約数的にまとめたものが、今に残されるツボの図表であると思われます。

鍼灸師の中には、ツボの図表というものはあくまで目安であり、実際に施術すべきツボはそれとはかなり外れた箇所になると教えている方もいて、ここにいう「ツボ」を「異常な電気信号」と読み替えれば、骨電位療法の考え方と一致します。

東洋医学が成立してきた時代には、骨で電気信号が生じていること自体が知られておらず、「ツボ」という表現になっただけで、本質的には同じものを指しているのではないでしょうか。ただ、昔も今も、それを指先で感じ取るには相当な修練が必要なため、誰もが結果を出せるような技術ではなく、ある種の名人技となってしまいました。

一方、西洋医学では、誰が施術しても一定の結果が出るものだけを医療としてみなし、それこそが医学的にも科学的にも確かな医療とされています。その観点からすると、東洋医学も骨電位療法もともに科学的ではないということになるのかもしれません。

しかし、この療法を学び施術の場で取り組んでいる先生方と、協力していただける医師の先生方の助けを得て、今後とも、いまだ科学的に不明な部分も埋めていきたいと考えています。

## ゴムハンマーとの不思議な巡り合わせ

骨で生じる異常な電気信号の原因の一つが、骨の表面にできた傷やへこみです。

骨電位療法では主にゴムハンマーを用いてそれを修復させせますが、従来の療法にはない手法なので、どうして修復が可能なのか想像がつかない方も多いでしょう。

そこで、まずは私とゴムハンマーの出会いのところから説明しましょう。

ゴムハンマーを施術に取り入れるという発想に初めて触れたのは、あん摩・指圧・マッサージ師の資格を取得して開業後、10年ほど経った頃のことでした。

当時、私はすでに骨の傷やへこみに対して手の技で施術し、その箇所の電気信号を低下させるという施術を行っていましたが、このやり方では指が疲れるばかりでなく、自分の指の骨よりも相手の骨のほうが硬ければ、やがて、こちらの骨が故障してしまいます。

これをどうしたものかと思っていた頃、東京で寝たきりの高齢者を対象に施術をしていた知人からゴムハンマーをいただきました。

その方は寝たきりの方にできた褥瘡《じょくそう》（床ずれ）をゴムハンマーで軽く叩いて改善させるという施術を行っていたのです。

それで私は骨の傷やへこみを指で押して修復させるのではなく、そのゴムハンマーを使ってみてはどうかと思い至りました。

このゴムハンマーに関しては不思議な巡り合わせもあり、入手したての頃、患者さんの一人に見せたところ、「それ、私のところで作っているものです」という意外な返答が返ってきました。

これを教えてくれた知人は、なかなか手に入らないものと言っていましたが、奇遇にも

## ゴムハンマーを用いて、骨の傷やへこみを修復させる

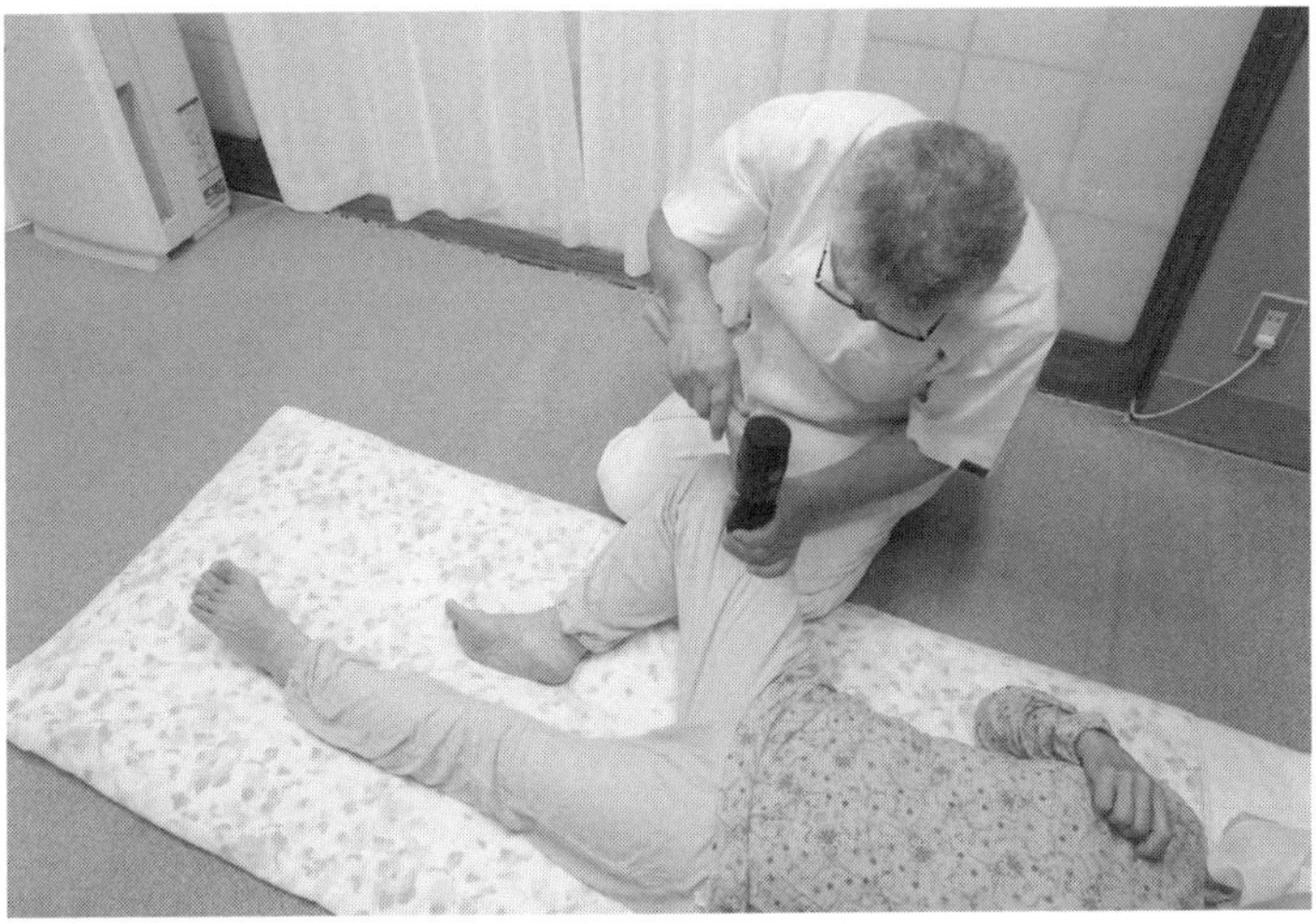

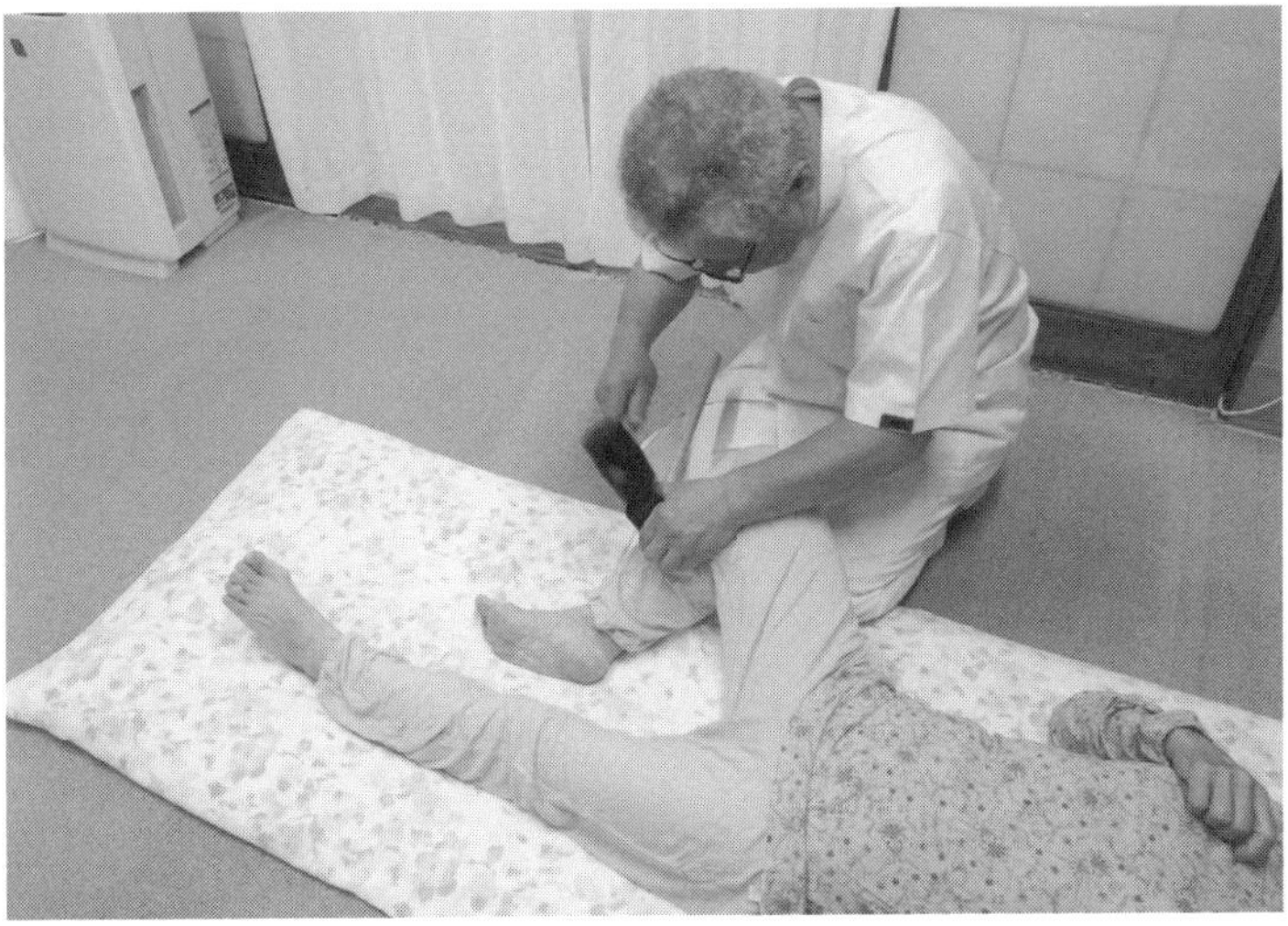

私の患者さんの経営する工場の製品だったわけです。

## 板金加工の要領で骨の傷やへこみを修復させる

骨の表面の傷やへこみをゴムハンマーで修復するやり方については、板金加工をイメージしてもらうといいでしょう。

薄い金属板に傷やへこみがある場合、ハンマーで叩いて平らにならしますが、骨のへこみや傷についてもちょうどそれと同じ感じで修復できます。軽く叩いて平らにならしていくのです。

具体的には、小さめのゴムハンマーを骨に密着させ、その上から大きめのゴムハンマーで軽く叩きます。このとき、小さめのゴムハンマーのほうは強く骨に密着するように角度を微調整する必要があります。

ただし、板金とは違い、「裏」からは叩けないので、傷やへこみの箇所だけでなくその周辺も叩いて、うまく平らにしていかなければなりません。平らになったかどうかは、指先に感じられる異常な電気信号の有無で判断します。

傷やへこみだけでなく骨折痕《こん》や、骨折まではいかない微細なひびがあるところでも異常な電気信号が生じてきますが、そうした箇所も同じ要領で施術するとよい結果が出ます。

骨折痕やひびの箇所は骨の表面に段差ができていることが多いのですが、その段差をゴムハンマーで叩いて平らにすると、異常な電気信号はすぐに収まるのです。

まだ癒合していない骨折でもこの方法は有効で、折れて微妙にズレてしまっているその段差を叩いて平らにすると癒合が促進されます。

骨折箇所をプレートで固定していた患者さんのケースでは、骨折後に動かせなくなったところが、施術後に動かせるようになりました。もちろん、プレートは依然として入ったままです。骨折箇所の段差をゴムハンマーで叩いて平らにしたことで、そうしたことが起こりえます。

## ゴムハンマー施術は簡単に真似できるものではない

一つ注意していただきたいのは、ゴムハンマーで骨を叩きさえすれば痛みなどの症状が改善するという単純な話ではないということです。

患者さんの中には、家庭での自己療法用に、私の使っているゴムハンマーを欲しがる方もいますが、異常な電気信号をとらえる感覚がなく、体についての医学的な知識もない方が同じハンマーを用いても症状や疾患の改善は期待できません。それどころか、やみくもにハンマーをふるうことで体を壊してしまうでしょう。

痛いところを叩けばいいと考える方もいそうですが、痛い箇所で異常な電気信号が生じているとも限らないのです。その場合、痛みの原因はほかの箇所で生じている異常な電気信号にあり、そこへの施術で電気信号が低下、あるいは消失すると、問題となっていた痛みも解消します。

また、叩き方にもコツがあり、力のかけ方や叩く方向、あるいは、ハンマーの角のところを使うやり方など、これまでさまざまな工夫を吟味して最適な方法を練り上げてきました。

たとえば、傷やへこみができた状況を考えると、その箇所に衝撃が加わったはずですから、周辺のハイドロキシアパタイトの結晶はその衝撃によって倒れたようになっているはずです。

このように倒れた結晶ではその中心にあるカルシウムの位置の異常により、ほかの結晶よりも高い電圧を生じることになります。つまり、傷やへこみの部分だけでなく、その周囲でも異常な電気信号が生じるのです。

そこで、ゴムハンマーで骨を叩くときには、そのような結晶の傾きを本来の正しい構造に戻すことを意識して、角度や力加減を調整しなければなりません。

基本的には力をきちんと調整して叩けば痛みが生じることはありませんが、傷やへこみが大きい場合は、叩いたときに強い電気信号が生じるので痛いこともあります。

ここまで説明すれば、本書を読んだだけで真似をしようという方はいないでしょう。

患者さんからは、簡単な感じで叩いているように見えていても、実はさまざまな工夫が隠されており、その習得も容易ではありません。

ゴムハンマーの使い方に関してはなお改良の余地があると考えており、完成へ向けてこれからも研究を続けていくつもりです。

## カイロプラクティックや整体の骨格矯正との違い

第1章（39ページ）で説明したように、関節での骨のわずかなズレにより二つの骨が接する関節面で圧迫が起きていると、そこでもまた異常な電気信号が生じてきます。

そこで、骨電位療法ではいわゆる骨格矯正のようなことも施術の中で行いますが、ズレたものを正しい位置に戻すということとは少し異なるため、「矯正」ではなく「調整」と呼んでいます。その骨格調整のやり方自体は、カイロプラクティックや整体などで行われる骨格矯正とよく似ていますが、背後にある考え方が異なるため、似ているように見えても実際に行っていることは違っています。

たとえば、カイロプラクティックでは骨のズレのことをサブラクセーション＝亜脱臼と表現しています。これは関節面がズレた状態を指したものです。

サブラクセーションが背骨で起きていると、脊髄から枝分かれした神経が背骨の外に出てくる椎間孔というところで圧迫され、さまざまな症状や疾患の原因になる……というのがカイロプラクティックの基本的な考え方です。

しかし、私が整形外科医に確認したところでは、カイロプラクティックが施術対象としているわずかな骨のズレは亜脱臼とは言えないそうです。

整形外科における定義では、関節面が完全にズレて接触する部分がないものが脱臼、関節面が部分的に接触しているものが亜脱臼とされており、背骨で亜脱臼が起きていれば椎間孔での神経の圧迫もありうるそうですが、カイロプラクティックが施術対象としている程度のわずかなズレであれば、神経の圧迫はありえないと言います。

つまり、神経の圧迫を解消するために背骨を正しい位置に矯正するというカイロプラクティックの考え方は医学的には間違っているようです。

しかし、わずかなズレが症状や疾患を起こしうるという考え方自体は決して間違ってはいません。そのわずかなズレのところで関節面が圧迫されて異常な電気信号が生じ、その信号が近くの神経の正常な伝達を妨害したり、近くの筋肉や腱を硬くさせたりしてしまうからです。

## 異常な電気信号を軽減・解消させるための骨格調整

カイロプラクティックや整体における骨格矯正は、骨格のズレを正しい位置に矯正するという考え方で行われますが、骨電位療法における骨格調整は、関節面での異常な電気信号を軽減・解消させるために、関節面の圧迫がなくなる方向へ動かすという考え方で行います。

背後にある考え方は異なりますが、施術そのものはあまり変わらないため、カイロプラクティックや整体の骨格矯正で症状や疾患が改善することもあるでしょう。

しかし、異常な電気信号を軽減・解消させるという視点がないことから、それらの施術では改善させられないものがあります。

たとえば、「末梢の異常な信号が脳へ送られないようにするため、背骨のところで椎骨をあえてズレさせている」と第1章で述べました。そのような原因による背骨のズレに関しては、その骨を矯正したとしても原因が解消されていない以上、またズレが再発してくるでしょう。

カイロプラクティックや整体などでなかなか治らない腰痛などは、こうした原因で起きているものが多いのです。

背骨のズレを生じさせている異常な信号は脚から来ていることが多く、脊柱管狭窄症なども、その脚から送られてくる痛みなどの信号を腰椎の2番という骨のあたりで止めるため、脊髄の通り道である脊柱管を狭くさせます。

脊柱管狭窄症に関しては、一般的には脊柱管が狭くなったことが原因で脚に症状が出ると考えられていますが、骨電位療法の施術経験から推測されるところはその逆で、脚部の骨で生じた異常な電気信号が原因で脊柱管が狭くなっているのです。

その証拠に、治りにくい腰痛や脊柱管狭窄症が、脚の骨のどこかに生じている異常な電気信号を指先で探ってゴムハンマーで施術することで、その症状が改善した症例が数多くあります。

同様のことは胸椎や頸椎でも起きてきます。

たとえば、突き指をした野球選手の第2胸椎がズレることが確認されているほか、上腕やひじ関節、手首のいずれかで異常な電気信号が生じると、頸椎で脊柱管の狭窄が起きることがわかっています。

この後者の場合では、腕で生じている異常な電気信号を低下させると頸椎の硬直が解消され、脊柱管の狭窄が原因とされていた諸症状も改善されます。

このように、カイロプラクティックや整体における骨格矯正と、骨電位療法における骨格調整の違いは、骨のズレだけを見ているか、骨の傷やへこみで生じている異常な電気信号のところまで見ているかの違いとなります。

脊柱管狭窄症については第3章で改めて詳しく説明しましょう。

## 内臓からの電気信号が背骨をズラすこともある

さて、ここまで骨で生じている異常な電気信号について述べてきましたが、骨電位療法では、内臓などで生じている電気信号も同様に指先で探っていきます。それは、異常な電気信号というよりは、異常を知らせる電気信号を探るためです。

内臓に生じている症状や疾患には大きく二つのパターンがあり、その一つは、先に説明したように、背骨のわずかなズレにより椎骨と椎骨の関節面が圧迫されて生じた異常な電気信号が、脊髄神経や自律神経を誤作動させてしまい、そこからさまざまな症状や疾患が起きてくるというケースです。

もう一つは、内臓そのものが何らかの原因で不調をきたしており、その痛みなどの不快な信号を脳へ送らないように、背骨のほうをズラしているケースです。

これは、背骨がズレていて内臓に症状や疾患が現れているという点では、前者のケースと同じであるため、一見して違いはわかりません。

しかし、前者では背骨のズレが原因であるのに対し、後者では背骨のズレは結果として現れているため、背骨のズレだけを施術しても内臓の問題は改善されないのです。カイロプラクティックや整体で効果が出ないケースの一つがこれです。

このような場合、内臓から生じている電気信号を頼りに内臓そのものへ施術して、その機能の改善を促していきます。

## 胸の痛みが、ふとももへのゴムハンマー施術で解消した

世の中には骨電位療法のほかにも、優れた療法がたくさんあるはずです。

しかし、骨をはじめ体の各所で生じている異常な電気信号を指先で感じ取れなければ治せないような、治癒困難な症状・疾患が数多くあるのも事実です。

骨電位療法を患者として受けにこられた中国人の気功師の方の症例もその一つです。

前胸部の痛みが消えず、さまざまな治療を受けても治らなかったそうですが、体を診たところ、大腿骨（ふとももの骨）の前面に異常な電気信号が感じられたため、ゴムハンマーで施術。その結果、前胸部の痛みが解消され、本人は大変驚いていました。

大腿骨で生じた異常な電気信号がなぜ前胸部の痛みにつながるのか、その理由はわかり

ませんが、現象としては大腿骨で生じた痛みが、脳では前胸部の痛みとして認識されていると考えてよさそうです。これなどは、異常な電気信号を指先で感じ取れなければまず改善させられないケースだと言えます。

人体は電気信号が複雑な回路の中を行き交う精密機械のようなものであり、いまだ知られていない情報伝達ルートや機能が隠れているのかもしれません。

そのすべてを知るすべはありませんが、指先で異常な電気信号を感じ取れさえすれば、症状・疾患の改善への道筋がつきます。異常な信号をすべて減少させたり消去させたりしてしまえば、ほかの療法で改善を見なかったものでも多くは改善へ向かうからです。

この前胸部の痛みの改善症例と同様、患部から離れた箇所で生じた異常な電気信号が原因であるようなケースは少なくありません。

側頭部の頭痛で悩まれていた患者さんの症例では、最初、頭部の施術をしても目立った効果があがらなかったため、全身の骨を触診して異常な電気信号を探ってみました。すると、頭痛のするほうと左右逆側の仙骨の一部分に異常な電気信号があったので、ゴムハンマーで施術したところ、側頭部の痛みが消失したのです。

## 日本透析医学会にて透析病院との共同研究論文を発表

骨で生じた異常な電気信号を骨電位療法で減少・消去させることで内臓の機能が回復し、症状や疾患が改善する可能性があるということは、人工透析を行っている病院との共同研究により医学的にも証明されています。

腎臓疾患が悪化して腎不全の状態になると、腎臓の機能を機器に肩代わりさせる人工透析を定期的に受ける必要があります。

しかし、人工透析は体にはかなりの負担となるようで、透析を受けた日はぐったりとして一日の半分ほどは寝たきりとなり、翌日になって何とか動けるようになるという方が少なくないようです。

一方、骨電位療法の患者さんの中にも人工透析を受けている方々がいますが、この施術を受けるようになってから、透析を受けてもまったく疲れなくなったという方が多く、その日から外出できるという方までいます。

たまたま人工透析を行っている病院の院長先生も骨電位療法の患者さんとして当院にい

らしていたので、その話をしてみたところ、この療法の腎臓に対する効果を共同研究という形で医学的に検証してみてはどうかと提案されました。

さらに、せっかくなので日本透析医学会でも論文が発表されることになりました。この学会で取り上げられるというのは、医学的にきちんと研究された論文だけです。

論文のタイトルは「透析患者にたいする『指圧』治療の経験」となっていますが、これは、この学会の性質上、「指圧」という国家資格として広く認知されている療法のほうがよいという判断からです。

施術の考え方自体は骨電位療法そのものであり、ただゴムハンマーで叩くか指で押すかの違いです。現にゴムハンマーを導入する以前は、異常な電気信号を生じている箇所を指で押して施術していたわけで、この論文タイトルにいう「指圧」とはそのまま「骨電位療法」と読み替えても差し支えありません。

## 腎臓への明らかな血流増加が認められた

その論文の要旨を次に紹介します。これは、元の論文の中で重要な箇所をピックアップし、難しい用語については置き換えるか注釈を加えたものです。

## 透析患者に代替医療「指圧」を試みた経験

### 緒言・目的

透析患者は時間がたてば乏尿《ぼうにょう》（尿の排泄量が低下し1日の尿量が400ミリリットル以下となった状態）から無尿（1日の尿量が50〜100ミリリットル以下となった状態）になるのがほとんどであり、少しでも尿量が回復することを望んでいる。

ある高名な指圧術の専門家に「当院で施術を受けられている透析患者が二人おり、ともに施術後尿量が増えた」と聞き、透析患者に指圧により改善が可能なのかを試みた。

### 対象と方法

①対象

透析治療を受けている慢性透析患者8名（尿量400〜1000ミリリットル）と健常者8名。透析患者8名の疾患名の内訳は、糖尿病性腎症5名、腎硬化症2名、SLE（全身性エリテマトーデス）1名となっており、男性4名、女性4名、平均透析歴33か月であっ

「中脘穴」の位置

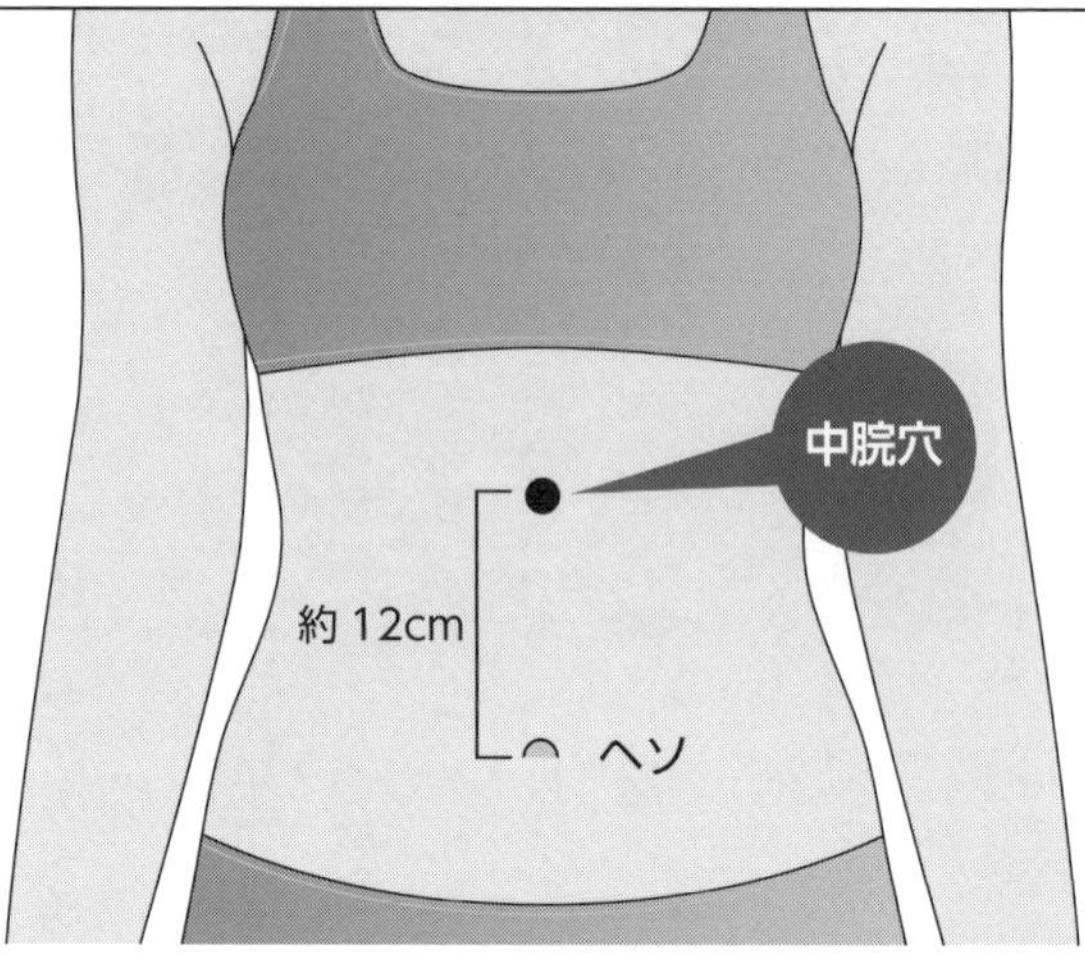


た。

②方法

8名の患者に対し月に4回、計8回の指圧を行った。施術方法は中脘穴《ちゅうかんけつ》（へそより約12センチ上方）と、第11・12胸椎横突起横を約15分間施術した。

施術開始前と8回終了後の透析前に、血液中のHANP（利尿を促すホルモン）、BNP（透析の合併症となる心不全の重症度を示すマーカー）などの検査と、尿量、施術直前・直後の腎血流量と血圧を調査した。健常者に対しては施術直前・直後の腎血流量を調査した。また、腎血流量の評価には超音波エコーを使用した。

③結果

透析患者8名

ＨＡＮＰとＢＮＰの数値は改善。

１日あたりの尿量は開始前の平均４５７ミリリットルから２か月後には３９９ミリリットルへ減少。

腎血流量は、施術直前の平均毎秒26・7センチメートルから、施術直後は平均42・２センチメートルへと増加。

拡張期血圧は、施術直前の平均１２６から施術直後は１２７となった。

以上、施術直前・直後の腎血流量については、はっきりとした増加を認めた。

健常者８名

腎血流量は、施術直前の毎秒32・２センチメートルから、施術直後は33・６センチメートルへと増加。ただし、健常者における施術直前・直後の腎血流量については、はっきりとした差は認められないと判断した。

## ④考察（要点のみ）

透析患者の尿量減少に対して、西洋医学においてはほとんど治療法（尿量を認めるうちは利尿剤の投与）が見当たらないのが現状である。

前述のごとく透析患者に対して指圧療法を施行した結果、廃絶したと思われる腎臓に流入する動脈血に指圧療法が何らかの影響を与えることが示唆された。

期待していた尿量の増加は認められなかったが、慢性腎臓病患者のある病期において施術を施行することでｅＧＦＲ（腎臓の機能を示す値）の改善ができるのではと考えた。

慢性腎臓病の悪化を少しでも遅らせることは、患者にとってもまた医療費増加を防ぐことにも意義があるのではないかと考える。

今回用いた中脘穴は身体の代謝を上げる作用と消化器系の効果があるとされる。

一方、第11・12胸椎横突起横の部位は指圧術における名称がなく、例えるならば脾兪《ひゆ》と胃兪《いゆ》がこれに近いと考えられる。

この二箇所は胃痛、慢性胃炎、消化不良、食欲不振に効果があるとされており、腎臓には関係のないものとされていた。しかし、今回の指圧術の専門家はこの部位を施術することで腎臓に効果があることを体験している。

ここから、東洋医学がまだ解明していないことがあると考えられたが、第11・12胸椎には胸部交感神経叢である下腸間膜動脈神経叢があり、支配領域は子宮、卵巣、精巣、外性器、腎、膀胱となっている。このことから、その神経節に何らかの刺激が加えられた可能性があると考えられた。

我々は今回、指圧療法により腎血流量を増大させることで、腎臓のろ過量を増やせるのではないかと結論した。

以上のように、8人の透析患者に参加していただいたこの実験では、残念ながら当初期待された尿量の増加は見られませんでした。

しかし、その代わりに、施術の直前・直後に明確な腎血流量の増加が確認されたのは大きな収穫です。

骨電位療法による腎血流量の増加と、腎臓機能の改善の関係については次の第3章で改めて説明しましょう。

## 歯学部との共同研究——歯列の状態を見れば骨盤の傷やへこみがわかる

先ほど、大腿骨の前面に生じていた異常な電気信号の箇所を施術したところ、前胸部の痛みが解消された改善症例を紹介しました。これは、人体に未知の情報伝達ルートや機能が隠れていることを指し示すものでしたが、それについては、ある歯科大学との共同研究でも明らかになっています。

それは、骨盤と歯列の間に対応関係があるということです。

骨盤の腹部側の出っ張りから恥骨にかけて、奥歯から前歯まで、それぞれの歯が対応する箇所があり、骨盤で生じる異常な電気信号が歯列を乱れさせることがわかったのです。つまり、歯列の乱れを見れば、骨盤で異常な電気信号を生じている箇所が判明するということです。

たとえば、ある歯が本来あるべき位置にない場合、その歯に対応する骨盤の箇所には傷やへこみがあって異常な電気信号が生じています。そこに指で触れると100%痛みが生じるのです。

その対応関係の仕組みはよくわかりませんが、一つの推測としては、骨盤で生じた異常な電気信号が脳へ送られないように、歯列を乱してそこで止めていると考えられます。

通常、下肢などで異常な電気信号が生じると、それが脳へ送られるのを防ぐために体は背骨をズラしてそこで信号を止めようとします。しかし、そこで止められなかった場合、歯の位置にズレを生じさせ、いわば下から送られてきた異常な信号に「逆信号」を重ねて無効化しているのではないでしょうか。

## 骨電位療法の一連の流れ

それでは、骨電位療法の一連の流れについて説明しましょう。ここでは、私のところで行っている手順を紹介します。

### ①問診

問診では、症状の確認とそれがいつから起きているのか、そして、その時点で考えられる原因を記録します。また、骨で生じる異常な電気信号の原因となりうる、過去の大きな病気やケガ、手術などについても必ず確認します。

## ②光線療法

光線療法として、紫外線のみ少なくした太陽光に近い光線を、腰に15分、肩に15分照射します。これには骨を強くする働きがあり、痛みがなかなか取れない方でも施術効果があがりやすくなります。

## ③施術

### (1) 骨盤、腰椎、胸椎、頸椎の施術

施術用ベッドでうつ伏せ伏臥位になってもらい、骨盤、腰椎、胸椎を触診し、骨のズレや異常な電気信号の有無を確認します。問診で首の症状を訴える場合は、頸椎も触診します。

なお、異常な電気信号が感じられる箇所は症状や疾患によってある程度決まってきます。たとえば、糖尿病であれば胸椎11・12番、肝臓の数値に問題があれば胸椎4番か8番か11番、バセドウ病なら頸椎7番に異常な電気信号が感じられるでしょう。

次に、胸椎と腰椎を手で押していき筋肉を柔らかくすると同時に、骨の強さを確認します。異常な電気信号が感じられる胸椎、腰椎の関節面を動かすように背中側から体の前面

へ向けて瞬間的に力を加えます。頸椎に関しては頭部を回転させるようにして関節面を動かします。

(2) 左右のねじり施術

ある程度硬さの取れた胸椎と腰椎を左右にねじる施術で椎間板をゆるめます。これにより、胸椎と腰椎を安定させることができます。その後、木の棒を使い背骨の左右の筋肉の状態を調べます。

(3) ひじ、手首、手指の調整

ひじ、手首、手指の関節の関節面を動かします。

(4) 恥骨結節へのゴムハンマー施術

ひざの痛みがある人の多くは、ひざが外へ向いていますが、これは加齢に伴い左右の恥骨が接する恥骨結節の部分が左右に開いてしまうためです。

この部分をゴムハンマーで叩くと、左右に開いた恥骨が中心へ寄ってしっかり締まり、ひざが前へ向くようになるため、ひざに痛みがあればそれが改善します。また、骨盤が本来の形に整うため、体が「シャン」とした感じで元気になります。

腎臓の疾患やがん、細菌感染といった病気または疾患がないのに血尿が出るようなケースでは、恥骨結節での異常な電気信号により毛細血管から出血していることがあり、その場合、恥骨結節へのゴムハンマー施術により、その血尿は改善します。

**（5）恥骨下枝、股関節、大腿骨下部へのゴムハンマー施術**

恥骨下枝（恥骨が左右に伸びて骨盤を構成するほかの骨とつながっている箇所）、股関節、大腿骨下部へゴムハンマー施術を行います。

恥骨下枝で生じている異常な電気信号は、ひじの痛みの原因になることもあります。

**（6）脛骨《けいこつ》、腓骨、足関節の調整**

ひざと足首の間にある脛骨、腓骨の関節面を動かす施術を行います。足関節（足首）に関しても同様に行います。

### （7）頸椎、胸椎、腰椎の調整

頸椎、胸椎、腰椎のズレの生じている箇所を骨格調整します。胸椎と腰椎は座ってもらった患者さんの背後に回り、背骨に当てたひざの圧力を利用して調整します。

ここまでが基本的な施術となり、所要時間は約15分です。

このほか、患者さんの症状や疾患に応じて個別の施術を行います。ここではそのいくつかを紹介しましょう。

**・足首へのゴムハンマー施術**

足首を回して硬さを確認します。硬さがあれば足の骨を親指で触診して、異常な電気信号が感じられる場所を探します。異常な電気信号があれば、その箇所をゴムハンマーで叩きます。

施術後、足首を回して硬さが改善したことを確認します。

・ひじ痛のゴムハンマー施術

ひじ痛がある場合、まずひじ関節の引っ掛かりを確認し、その後、特定の四箇所を順にゴムハンマーで施術します。

なお、先にも述べたとおり、ひじ痛は恥骨下枝と関係することもあります。

・肋骨のズレの施術

患者さんに仰向けになってもらい、肋骨の下部に指を当てて左右の差を確認します。ズレがあるようなら、呼吸に合わせて胸の真ん中の胸骨を押すことにより調整します。

このほか、患者さんの腕の動きに合わせて、肋骨を調整するやり方もあります。

・鎖骨のズレの施術

鎖骨が胸骨と接するところに指を当てて左右差を確認します。左右のズレがあれば、ゴムハンマーで叩いて調整します。

・不整脈、狭心症の施術
左の肩甲骨棘下部（肩甲骨上部の後方への突起部）をゴムハンマーで叩きます。

不整脈や狭心症がある場合、左右の肩甲骨の位置に差があります。

**④記録**
施術後、施術内容を記録します。

## 骨電位療法に「戻り」はなく、着実に良くなっていく

カイロプラクティックや整体などではよく「戻り」があると言われます。骨格を矯正しても、長年蓄積したクセによりまた元に戻るというものです。その場合、矯正を何度も繰り返すことで、少しずつクセを取っていくと説明されています。

一方、骨電位療法におけるゴムハンマー施術では、そうした「戻り」はありません。

板金修理したものは時間を経ても元に戻ることはないように、骨で生じた異常な電気信号についても、いったん解消されたならそれが再発することはないのです。

ただし、患者さんからは「戻り」があるように見えることもあります。

これは、施術により異常な電気信号が消失したことで、これまでの電気信号で覆い隠されていた別の異常な電気信号が脳に認識されるようになるからです。

その場合、患者さんからすると「痛みがなくなったと思ったら、また別の場所が痛くなった」ということになります。

そのように新たに感じ取れるようになった異常な電気信号に関しても、同様にゴムハンマー施術を行い、また新たな電気信号が現れてきたら、それに対しても同様に施術を行います。それを繰り返していくことで症状や疾患は着実に改善していきます。

また、それと並行して骨を強くする生活改善も進めていく必要があります。

第1章でも述べたように、骨質層の五層の構造のうち、内側の四層部分からハイドロキシアパタイトが溶け出すことで骨の表面で異常な電気信号が生じやすくなります。ですからその逆に骨を強くすると異常な電気信号が生じにくくなるのです。

その改善していく様子をグラフにするなら、施術のたびに少しずつ良くなり、昇り階段のように、症状や疾患が完全に解消するまでは昇る一方と考えていいでしょう。

「戻り」がなく、骨の質も向上していけば、良くなっていくしかないのです。

第3章

# 「骨の電気」を整えよ——骨電位療法の改善症例

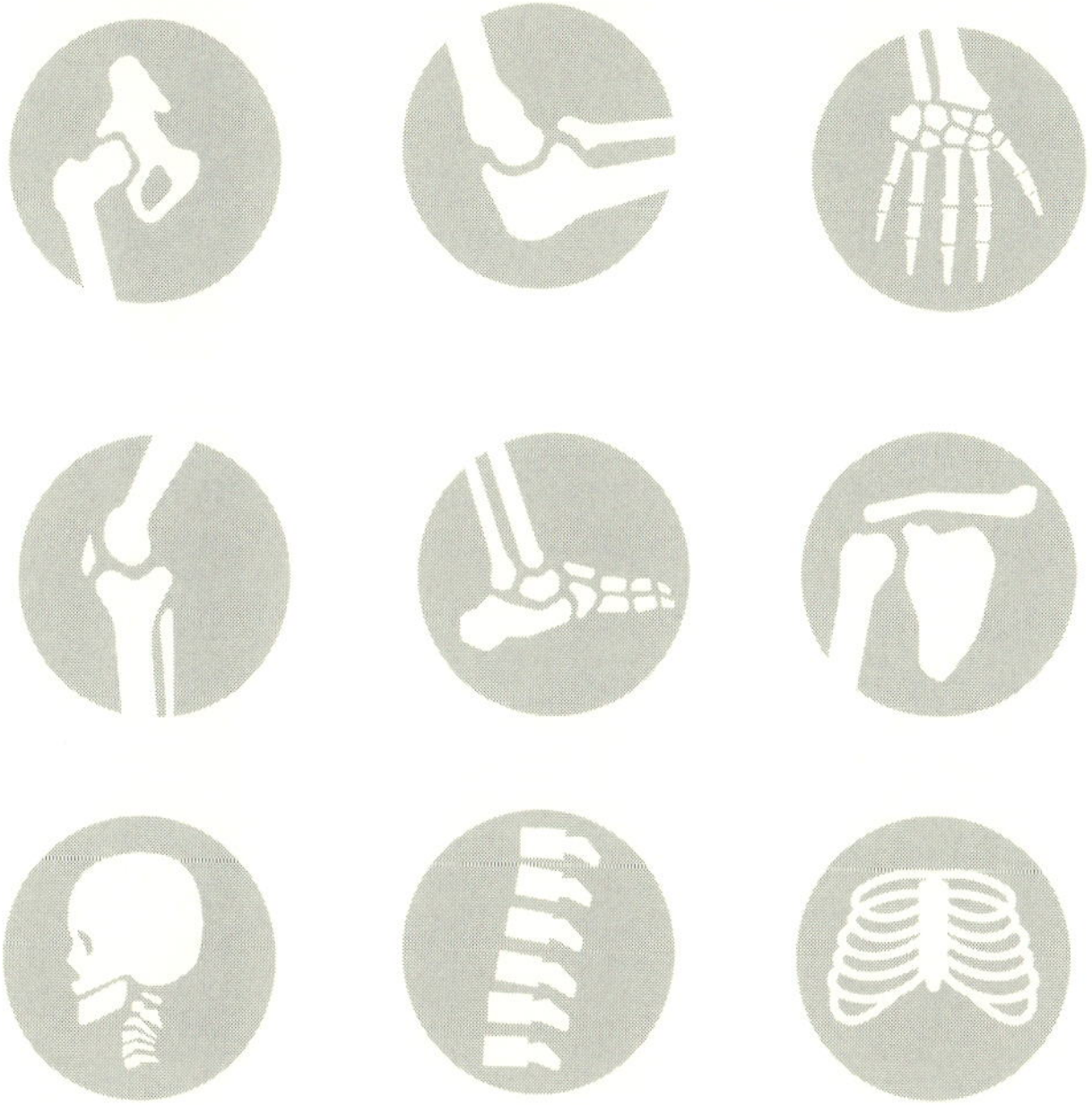

この章では各疾患に対して、骨電位療法でどのようにアプローチするかということについて、改善症例を交えながら説明します。

# 整形外科疾患

## 腰痛

腰痛の約85%は原因が特定できないものとして「非特異的腰痛」と呼ばれます。医学的には原因がわからないということです。

一方、残りの約15%は直接の原因がはっきりしており「特異的腰痛」と呼ばれます。椎間板ヘルニア、脊柱管狭窄症、骨粗鬆症による圧迫骨折のほか、脊椎腫瘍、感染性脊椎炎、泌尿器系や循環器系の疾患などによる腰痛がこれにあたります。

ある統計では日本人の2800万人が腰痛持ちであるという結果が出ており、多くの方が腰痛治療を受けている現状がありますが、西洋と日本では各治療方法についての評価がかなり異なっているようです。

たとえば、腰椎のけん引治療などはヨーロッパで「悪化の可能性があるのでやってはい

## 腰痛の約85%は原因がわからない

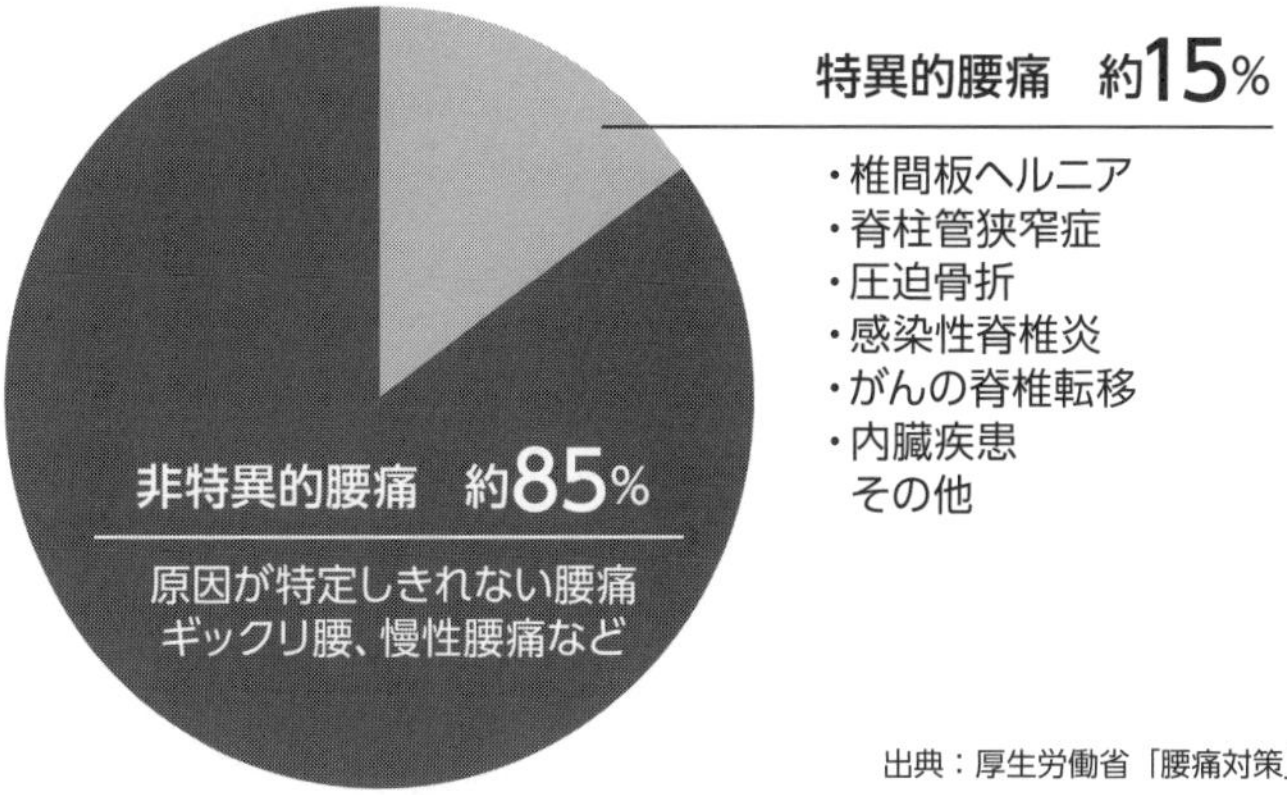


出典：厚生労働省「腰痛対策」

## 多くの日本人が悩まされている症状

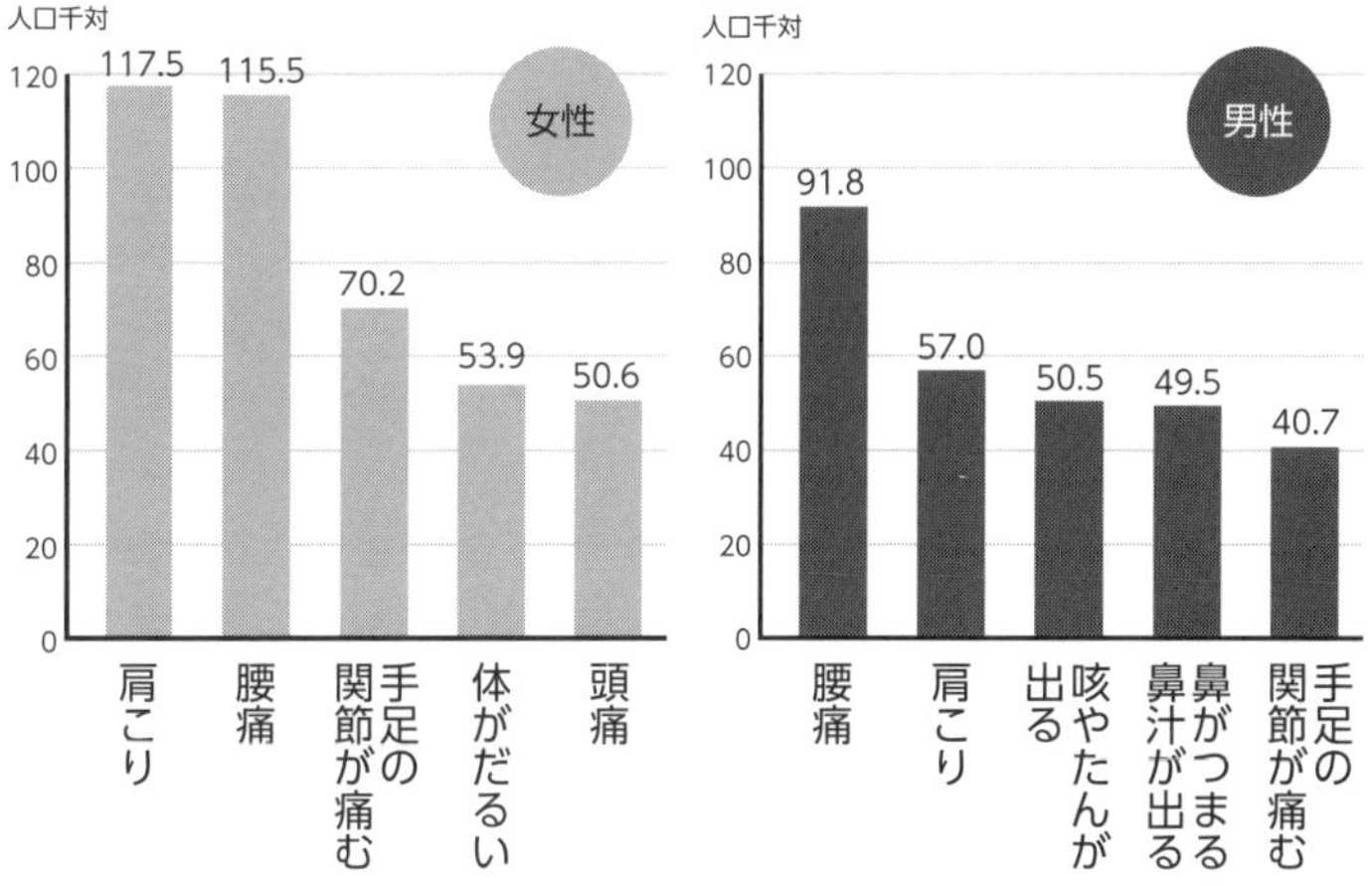


※出典：平成28年 国民生活基礎調査の概況

けない」という評価であるにもかかわらず、日本では多くの病院で効果を期待されて実施されています。

私は医師ではないので、その是非について何かを言う立場にはありませんが、こと腰痛治療に関しては、そのように一筋縄ではいかないということは確かでしょう。

## ・加齢によって仙骨が軟骨化すると腰痛が起きてくる

腰痛といえば腰椎に問題が生じている印象がありますが、骨電位療法で腰痛の患者さんを診てきた経験からは、腰椎の関節面で異常な電気信号が生じていて、それが腰痛と感じられているケースは非常に少ないと言えます。

一方、大腿骨や脛骨、腓骨などの傷やへこみで生じる異常な電気信号が腰痛として認識されているケースはとても多いのです。

また、仙骨の軟骨化から腰痛が起きてくることもあります。

生まれたばかりの頃、仙骨は5つの骨として分かれていますが、成長に伴いそれが次第に癒合して一つの骨となります。しかし、年齢を重ねて骨量が減ってくると、その仙骨が軟らかくなってくるのです。これを仙骨の軟骨化と呼んでいます。

骨として弱くなった仙骨は、もともとの5つの骨に分かれたがると考えてもいいでしょう。そうなると人の体は、仙骨が5つだった赤ちゃんのときのようにハイハイ姿勢へ戻りたがり、自然と猫背になってきます。そして、猫背になると腰に負担がかかるので痛みが生じてきます。これが、仙骨の軟骨化で腰痛が起きる理由です。

## ●腰椎すべり症

腰椎すべり症とは、腰椎がすべるように前後へ動いてしまう疾患で、多くは第4腰椎か第5腰椎が前方（腹側）へ動いていきます。

そのすべり症による腰痛では、椎体の前に付いている前縦靭帯や、後ろに付いている後縦靭帯が傷んで痛みが生じているように考えられていますが、骨電位療法の経験上、実際に痛みを生じさせているのは椎骨同士をつなぐ多裂筋の緊張であるとわかっています。

腰椎のうち第5腰椎がすべり症になると、腰を反らすのが困難になり、左臀部の痛み、下半身の冷え、無意識の放屁などの症状が起きてきます。逆に言えば、これらの症状があれば第5腰椎のすべり症の可能性があるということです。

整形外科では腹部を切開して第5腰椎を背中側へ押し込むか、あるいは上下の椎骨からネジを使って背中側へ引き出しますが、いずれも体には負担の大きい方法です。

一方、骨電位療法における第5腰椎すべり症の施術では、第4腰椎をうまく使って、本来あるべき位置に戻す操作を行います。

患者さんをうつ伏せにして第5腰椎を持ち上げるような操作なので、骨格の矯正が主眼であるように見えますが、それよりも骨で生じている異常な電気信号の軽減・消去というところに、よりポイントがあります。

背中側から見て、第5腰椎が陥没しているところで多裂筋が収縮していて、それを収縮させている電気信号が第4腰椎と第5腰椎の関節面で生じているので、その箇所の圧力がなくなる方向に関節面を動かすのです。このやり方はほかの腰椎やあるいは胸椎にも応用できます。

そのほか、便秘を原因とする腰痛も比較的よく見られます。

これについては、骨格調整も多少の効果はありますが、根本から改善させるには腸の働きを正常にするしかありません。そこで、骨電位療法に加えて食事指導や腹部のマッサージ、光線療法などの組み合わせが有効に働きます。

## 腰椎椎間板ヘルニア

腰椎椎間板ヘルニアとは、腰椎間でクッションの働きをしている椎間板の組織の一部が後方に飛び出して、脊髄などを圧迫するものを言います。病院ではX線写真やMRI画像などでヘルニアの存在を確認したうえで、飛び出した部分を切除する手術を行うこともあります。

神経を圧迫しているとなると、これはいかにも腰痛の原因となりそうですが、骨電位療法の経験からは、本当にヘルニアが起きているケースは1％程度で、ほとんどは別の原因で腰痛になっていることが多いと考えられます。

X線写真やMRI画像といった画像診断でヘルニアが確認されたとしても、それらは体の中をそのまま見ているわけではなく、違うものをヘルニアとして判断しているかもしれないのです。

たとえば、X線写真では骨の骨折やひびは確認できますが、骨で生じているゆがみや電気信号はわかりません。

また、MRI画像は体内にある水を構成する水素原子核に働きかけて画像を得ているため、背骨周辺の筋肉が硬化して、組織に含まれる水の状態が椎間板に近いものになっていると、それが椎間板の飛び出しに見えることがあります。

事実、画像診断で椎間板ヘルニアと診断されたけれど、手術で体を開けてみたらヘルニアがなかった……というケースがしばしば見られるようです。

そのように、硬化した筋肉が画像診断でヘルニアに見え、腰痛の原因にもなっている場合、骨電位療法での対処は容易です。

その硬化の直接の原因は、椎骨の関節面での異常な電気信号にあるため、まず、その電気信号がなくなる方向へ関節面を動かして調整します。

さらに、体の反応として、脚で生じた痛みなどの信号を脳へ送らないようにするため背骨をズラした結果、椎骨の関節面で異常な電気信号が生じていたのなら、その根本的な原因である脚の問題に対してゴムハンマー施術や骨格調整で対処します。

この施術により、腰椎椎間板ヘルニアの症状とされていたものがこれまでに数多く改善しています。

おそらく、再度の画像診断で確かめると「ヘルニア」として認識されていた画像上の異常も解消していると思われますが、症状がなくなってしまってからの画像診断は自費診療扱いとなるため、確認のための撮影を患者さんにお願いしにくいのが現状です。

腰椎椎間板ヘルニアに対する骨電位療法の効果については、今後、医師の協力を得て画像診断を含む検証を行いたいところです。

なお、割合としては少ないのですが、実際に椎間板がヘルニアを起こしているケースももちろんあります。

その場合でも、第2章で紹介した骨電位療法の手順の「(2) 左右のねじり施術」で、物理的にヘルニアを本来の位置に戻すことで改善させられます。

## ・脚への施術により、ヘルニアとされた腰痛が軽快した

腰椎椎間板ヘルニアと診断された、ある患者さんの改善症例を紹介しましょう。

この方は急に腰が痛み出し、がまんの限界を超えたので救急車で県立病院へ搬送。腰椎椎間板ヘルニアと診断され、ブロック注射を2回受けましたが痛みは変化せず、医師からは手術を勧められたそうです。

ただし、その手術は2か月後でなければ受けられないとのことで、思い余って私のところへ来院されました。

触診すると第2腰椎の外側付近に強い硬直があります。これは、脚のひざから下の部分で異常な電気信号が強く生じていることを示すものです。画像診断でヘルニアと判断されたとしても、これが真の原因だと考えていいでしょう。

この患者さんの場合、腓骨の上端部と下端部の二箇所に異常な電気信号が確認できたので、慎重にその電気信号を軽減させる施術を行ったところ、ほとんど腰痛が感じられないところまで改善できました。

よく話を聞くと、若い頃に一度だけ、腓骨の上端部と下端部に痛みを感じたことがあったそうですが、すぐ痛みが治まったのでそのまま放置していたそうです。

この例のように、問診も活用して、原因となっている異常な電気信号の箇所を見つけ、そこから正しい診断ができれば治療法は自ずと決定されます。

椎間板ヘルニアや脊柱管狭窄症と診断された場合には、ほとんど脚部、特にひざから下の部分に異常な電気信号を生じている箇所があると考えて間違いありません。

## ・車イスで来院した患者さんが施術後、片足立ちできるように

腰椎椎間板ヘルニアによる歩行困難があり、車イスで来院した患者さんが、骨電位療法

の施術後に片足立ちできるようになったケースも紹介します。

この方はある日の朝、突然下肢が脱力して力が入らなくなり痛みも生じたため、入院して検査を受けたところ、腰椎椎間板ヘルニアと診断されました。

鎮痛剤の注射や神経ブロック療法の注射を受けるも効果がなく、次に筋弛緩剤の注射を受けたところ不整脈と血圧の低下が生じ、本人は死を覚悟したそうです。

幸い、酸素吸入などで一命を取りとめましたが、下肢の脱力と痛みは改善しないまま退院させられたそうです。当院へはこの方の父親から相談があり、施術を行ってみることになりました。

初診時は車イスでの来院で、自力では壁を伝ってのよちよち歩きがやっとという状態。触診で第12胸椎に軽い陥没が確認されたため、それを正常な位置に戻したところ、下肢の脱力と痛みがなくなり、片足立ちをしてもどこにも異常が感じられない状態まで回復しました。

さらに、その4か月後の再診では、体にはまったく異常がなく元気に働いているとのことでした。

このケースに関して考察すると、病院の治療では痛みを抑えることを第一に考えて鎮痛剤や筋弛緩剤を用いたために、脳から体への指令まで消失してしまい、心不全に近い症状が出たのだと思われます。

一方、骨電位療法の施術では、骨で生じた異常な電気信号が脳で痛みとして感じられていると推測し、それを低下させたところ、痛みがなくなっただけでなく、脳から体への指令も正常に末梢へ送られるようになったのか下肢の脱力もなくなりました。

経験上、このケースのような下肢の脱力やマヒの症状は、第11胸椎か第12胸椎のわずかな陥没で生じる異常な電気信号が原因であることがわかっています。そのような本当の原因を見つけて、正しい処置をすることが必要です。

## ●脊柱管狭窄症

脊柱管狭窄症は、背骨で脊髄の通り道となる脊柱管という管状の空間が、骨や椎間板の変形、靭帯の厚みの増加などにより狭くなり、腰痛のほか、歩行時に脚にしびれや痛みなどの症状が現れる疾患です。

現代の医学では、脊柱管で狭窄が起きると、それにより神経が圧迫されて、坐骨神経が支配する脚部などで痛みやしびれといった不快な症状が生じると言われています。

しかし、骨電位療法により脚部の骨で生じている異常な電気信号を軽減させると、脚部の症状はもちろん脊柱管の狭窄まで改善することから、事実はその逆だと考えられます。

つまり、脊柱管の狭窄が原因となって脚部に症状が出るのではなく、脚部での異常な電気信号が原因となって脊柱管が狭窄するということです。

脚部のうち、特に異常な電気信号を生じやすいのがひざから下の部分の骨で、その信号を脳へ送らないようにするため、第2腰椎のところで脊柱管の狭窄を起こします。

そこで、脊柱管狭窄症とされる症状の改善においては、脚部の異常な電気信号を探り、ゴムハンマー施術や骨格調整でそれを軽減・解消させることが最短コースということになります。

なお、脊柱管の狭窄状態の有無は腰痛とは関係ありません。ヨーロッパでは脊柱管狭窄症患者の85%ほどは腰痛を訴えないというデータがあり、そこから、脊柱管狭窄症＝腰痛ではないことがわかります。

一方、日本では腰痛患者だけのデータで脊柱管狭窄症との因果関係を判断しているため、脊柱管の狭窄があると、それが即、腰痛の原因とされてしまいがちです。しかし、脊柱管狭窄症が腰痛の原因とは限らないため、その狭窄状態を手術で解消してもあまり良好な結果とはならないのではないでしょうか。

### ・脚への施術により、脊柱管狭窄症の症状が改善

脊柱管狭窄症は頸椎にも生じることがあり、その場合、手の痛みやしびれなどの症状が現れます。

病院で頸椎の脊柱管狭窄症と診断された方が、手術を拒み骨電位療法を受けにこられたことがあります。上腕から指先にかけて激しい痛みがあり、握力はわずか5キログラムまで低下し、字もうまく書けない状態でした。

よく話を聞くと、その方の父親が同じ疾患で頸椎の手術を受けたところ、がんが悪化して亡くなったため、自身は手術を拒んでいるそうです。

病院でのMRI画像では第2頸椎に狭窄が確認されましたが、体を診たところ腰部にかなりのゆがみがあったので、まず腰部の骨格を調整。その結果、上腕の痛みが消失し、患者さんは大変驚いていました。

さらに、腰部のゆがみの原因となっている、ひざから下で異常な電気信号を発している箇所の施術も行い、その後、念のため頸椎の調整も行いました。しかし、頸椎自体に触れ

た時点で、すでにゆがみや硬直は完全に消失しており、根本的な原因は脚部の異常な電気信号にあったことがここからもわかります。

## ・二足歩行を覚えた人類は脚に問題を抱えることになった

ここで見てきたように、腰椎椎間板ヘルニアも脊柱管狭窄症もともに、脚部の骨で生じた異常な電気信号が根本的な原因となっているわけですが、なぜ、脚部ばかりで問題が起きてくるのでしょうか。

少し大きな話になりますが、これは人類の進化に関わることだと考えています。

我々の先祖が類人猿だった頃は、二足歩行と四足歩行が混在していたため、脚部に全体重がかかることが少なく、脚部に問題が生じることはあまりなかったはずです。

ところが、人類が二足歩行を獲得したことで脚部に大きな負担がかかることになりました。また、二足歩行ですばやい方向転換をするときに、ひざと足首の間の2本の骨、脛骨と腓骨が互いにズレるように動くため、そこで痛みが生じやすくなりました。

しかし、大自然の中で生きていた頃の人類にとって、脚部の痛みは生死に関わります。痛いと感じて足を引きずってしまったら肉食獣にやられるかもしれないので、痛みの信号が脳へ送られないように、体の反応として腰のところで止めたのです。これが、腰椎椎間板ヘルニアや脊柱管狭窄症の起こりではないかと考えられます。

## ◎四十肩・五十肩、野球ひじ

四十肩・五十肩は、腕を挙げようとすると肩のところで突っかかるような感じとなり、痛くてそれ以上挙げられない症状のことで、肩関節周囲炎とも呼ばれます。

その直接の原因は、脇の下の大胸筋や背中の広背筋の硬直ですが、さらに、その硬直の原因となっているのが、上腕骨内側上顆という部分で生じている異常な電気信号です。

そこで、上腕骨内側上顆の電気信号を軽減・解消させる施術を行うことで、肩を挙げることに関係する筋肉が弛緩し、四十肩・五十肩の症状は大きく改善されることになります。

また、投球動作でひじが痛くなる「野球ひじ」にも効果があります。

上腕骨内側上顆を施術しても電気信号が軽減しないときは、左右同じ側の恥骨下枝でも異常な電気信号が生じていることが多いので、そちらも併せて施術すると良い結果が得られます（76ページ参照）。

そのほか、上腕三頭筋が上腕骨に付着するあたりで異常な電気信号が生じていたり、鎖骨と肩甲骨が接する肩鎖関節で亜脱臼が起きていたりすることがあるので、問題があればそれぞれ対処します。

上腕三頭筋の問題は重い物を持つことの多い方に、肩鎖関節の亜脱臼は少年野球の選手に多く見られます。

## ・骨折の後遺症で起きていた野球ひじの痛みが消失

大学野球部投手の野球ひじが骨電位療法で解消した改善症例です。

この方は2年前からひじの痛みで投球不能となり、さまざまな病院や治療院を受診するも痛みは引かず、内視鏡で関節面を洗浄して腫れている部分を少し削ったものの、痛みは変わらなかったそうです。

その経緯を踏まえたうえで詳しく問診したところ、小学2年生のときに前腕の右橈骨を骨折したことが判明。骨折が癒合したところが平らになっておらず、そこで異常な電気信号が生じ、周囲の筋肉が硬直して痛みが出ていると推測されました。

それ以外に上腕三頭筋に硬直が見られたので併せて施術した結果、投球動作における痛みが消失しました。

時速140キロの球速を出せる選手であり、150キロも投げられる素質があるそうなので将来が楽しみです。

## ・骨電位療法でメンテナンスしたチームが「鈴鹿8耐」でクラス優勝

興味深いケースとして、鈴鹿8時間耐久レース（鈴鹿8耐）にそれまで軽量のバイクで出場していたチームが、より重い市販車両カテゴリーで出場したとき、ライダーの交代時に確認すると、皆、腕が硬直していたというものがあります。

これは、市販車両の振動を抑えつける力により、かなりのストレスが筋肉にかかったためだと推測され、骨電位療法の触診でも上腕三頭筋が上腕骨に付着するあたりで異常な電気信号が確認されています。

そこで、チームライダーの皆さんのメンテナンスを骨電位療法でしっかり行ったところ、灼熱に焼けたアスファルトの上で行われる8時間という長丁場の極限的なレースであるにもかかわらず、ライダーたちはすみやかに疲労回復でき、2014年度のクラス優勝につながりました。

サーキットホテルでの祝賀会では施術をさせていただいた私も含め、大いに喜びを分かち合うことになりました。

また、2016年には、フランスチームのサポートを行いました。このチームはル・マン24時間耐久ロードレースに参戦し、上位入賞を果たしましたが、あるライダーは、腰の痛みと頸部痛が消失してラップタイムが短縮したと大変喜んでくれました。

これらのケースに見られるように、骨電位療法はケガの回復だけでなく、スポーツ全般に関して、そのメンテナンスにも寄与するところが大きいといっていいでしょう。また、フランスチームへのサポートで成果をあげたということは、骨電位療法が言葉や人種の壁に関係なく有効であることの証明にもなっています。

## ◎大腿骨頭壊死

大腿骨頭壊死とは、大腿骨の骨盤につながっている部分（大腿骨頭）で血流障害が生じ、それにより骨が壊死して体重の重みでつぶれて痛みが現れる疾患です。

その大腿骨頭壊死により歩行困難になった方から、骨電位療法で対処できるかどうか聞かれたことがあります。

話を聞くと、4年前に右股関節痛が生じ、そのときに大腿骨頭部の壊死があると診断されたそうです。本当に壊死していれば改善は難しいのですが、MRI画像を見たところ実際には壊死していないと思われたので診てみることになりました。

問診により、16歳から23歳頃までの間に250ccのバイクレースに参戦し転倒経験が数回あることがわかったので、下腿と骨盤、大腿骨にあった骨の傷を修復したところ痛みは消失。足をひきずりながらの来院でしたが、施術後は元気に歩いて帰りました。

このケースでは、骨の傷から生じた異常な電気信号により靭帯が硬直したことで、MRI検査では壊死のような画像に映っていたようです。おそらく、施術後の症状のない状態で再度MRI検査をすると、大腿骨頭の壊死は確認されないのではないでしょうか。

## 内臓疾患

### ●肝臓の数値

胸椎にゆがみがある場合、内臓に異常が生じている可能性があります。

そのうち肝臓の健康状態について、病院では血液検査でAST（GOT）、ALT（GPT）、γ-GTPなどの数値から判断されます。ASTとALTは肝臓の細胞が壊れたときに血中に出てくる酵素であり、この数値が高いと肝臓の細胞が壊れているということになります。

一方、γ-GTPはアルコールを多飲する人が高い値を示しやすく、アルコール性肝障害の指標となります。

AST、ALT、γ-GTPのすべてが高い場合、肝臓細胞の一部がすでに壊死しており、骨電位療法による改善は困難です。しかし、どれか一つの数値だけが異常値という場合には、骨電位療法の施術でその数値を正常値まで回復させられます。

逆に言えば、どれか一つの数値だけが異常で、ほかの数値が正常という場合には、安静や薬剤ではなかなか改善しないものと考えられます。

その方法は、ASTの数値のみが高いときは第4胸椎、ALTの数値のみが高いときは第8胸椎、γ-GTPの数値のみが高いときは第11胸椎でそれぞれ生じている異常な電気信号を軽減・消去させるというものです。それにより、数値が改善方向へ変化します。

どうして一つの数値だけが悪くなるのかはわかりませんが、骨電位療法による胸椎への施術が有効な以上、胸椎で生じている異常な電気信号が何らかの関与をしているのは間違いないでしょう。

### ・「本気で治さないでください」という〝賛辞〟

病院で肝臓が悪いと言われて長年通院されていた方のケースです。

この方はγ-GTPのみが高い数値を示していて投薬治療を受けていましたが、薬を続けても数値が変わらないとのことで、骨電位療法の施術を試みることにしました。

第11胸椎で生じていた異常な電気信号に対して施術を行ったところ、その後の血液検査では、γ-GTPは正常値となっていました。

そのほか、ある大学病院の職員の方が肝機能検査でALTのみ高い数値を示しており、内科を受診していたのですが、数値に変化が出ないため骨電位療法を受けたというケースもあります。

やはり、施術後にはALTが正常値となり、担当医からは「本気で治さないでください。一生お付き合いできる患者でしたのに！」と、冗談まじりの賛辞をいただきました。

肝臓の数値の異常に関しては、胸椎だけでなく肋骨が関与することもあります。

以前、ケガで右の下のほうの肋骨が肝臓のほうへグッと入り込んでしまった方がいて、肝臓が悪いと言って骨電位療法を受けに来られました。このケースでは、その肋骨を元に戻すことで肝臓の数値が正常に戻っています。

このように、肝臓が物理的に圧迫されることで、検査数値に異常が出てくることもあるようです。

## ●糖尿病

糖尿病のうち一般的な2型糖尿病は、すい臓が作るインスリンというホルモンの量が十分でないか、インスリンが十分作用しないことが原因で、血液中を流れるブドウ糖（血糖）が増え過ぎてしまう疾患です。

骨電位療法でこれに対処する場合、血糖値を調整している仕組みにおける電気信号へ働きかけることになります。

体内で血糖値を測っているのは、腸などを循環して栄養分を豊富に取り込んだ血液を肝臓へ送り込む門脈（肝門脈）という血管にあるセンサー細胞で、その信号は脊髄を通って脳へ届きます。そして、それを受けた脳は、すい臓のランゲルハンス島という箇所へ指令を送ってインスリンを分泌させるのです。

糖尿病では、この一連の仕組みにおいて、経路のどこかで異常な電気信号が生じていて、本来の信号が消失してしまっているためにインスリンが正常に分泌されなくなっていると考えられます。骨電位療法では、その原因となっている異常な電気信号を軽減・消去させることが主眼となります。

## ・血糖値を調整する情報伝達経路とは

血糖値を調整する仕組みにおける情報（信号）伝達経路について説明しましょう。

門脈のセンサー細胞が測った血糖値の情報は、みぞおちとヘソの間にある鍼灸で言う中脘穴というツボのところを通り、ヘソの上あたりから第12胸椎へ入り、脊髄を通って脳へ送られます。これが脳へ送られる血液中の血糖値の情報の流れです。

そして、脳から脊髄を通ってきた指令は第6胸椎から背骨の外へ出て、すい臓へ向かいます。これが脳から送られてくる情報の流れです。

この情報伝達経路のどこかで異常な電気信号が生じていると、ちょうど雑音が乗っているようなことになり、本来伝達されるべき情報がかき消されてしまいます。

異常な電気信号が生じる場所は人それぞれですが、圧倒的に多いのは中脘穴のあたりで異常な信号が生じているケースです。中脘穴は柔らかい腹部にあるので、ゴムハンマー施術ではなく指圧で対処します。

糖尿病の施術で多いパターンとしては、第11・12胸椎を刺激してから中脘穴の硬直をゆるめると、高くなっていた血糖値が低下するというものです。すい臓でインスリンを分泌しているランゲルハンス島の細胞がダメになってさえいなければ、これにより、糖尿病の重症度を測るHbA1cの値が低下（改善）します。

HbA1cとは、過去1～2か月の血糖値の平均値に伴い変動する数値で、食事のたびに変動する血糖値とは異なり、糖尿病の状態を正確に反映するものです。

骨電位療法により、その数値が改善した患者さんはたくさんいますが、すべての患者さんに効果があるわけではありません。しかし、逆に言えば、一般的な治療法や食事制限、運動療法などで改善しない糖尿病は、骨電位療法で改善する可能性が高いのです。

## ・施術開始2か月で検査数値が大きく改善

以前、左右の手の親指の痛みで来院され改善した患者さんが、「家族全員が糖尿病です」と言うので、骨などで生じた異常な電気信号が原因なら骨電位療法が有効であることを伝えたところ、糖尿病に対する施術を行うことになりました。

その結果、施術開始から2か月後の血液検査ではHbA1cが7・2%から5・8%へ低下しています。

HbA1cの数値は5・6~5・9%で糖尿病に注意が必要な状態とされ、6~6・4%は糖尿病を否定できない状態、6・5%以上ではっきり糖尿病と言える状態とされていることから、骨電位療法により正常値へぐっと近づいたのは明白です。

この方の糖尿病の原因は、血糖値を調整する情報伝達経路のどこかで生じていた異常な電気信号であったため、骨電位療法が有効に働いたのだと考えられます。

そのほか、慢性すい炎の方のHbA1cの数値が、骨電位療法を受けた後、6・8%まで低下したケースもあります。

この患者さんは慢性すい炎で病院に通院するも投薬治療では効果があがらず、また、起床時に肩甲骨の内側部分に痛みが生じて起き上がるのがつらいとのことでした。

状況から推測して、以前に転倒した経験がないか聞いたところ、左肩から落ちて上腕骨を不全骨折（骨が完全には断裂せず部分的につながっている骨折）したことがあるそうです。おそらく、これにより胸椎で異常な電気信号が生じるようになり、それがすい臓に影響して慢性すい炎との診断を受けるに至ったのでしょう。

しかし、骨電位療法の施術により肩甲骨の内側部分の痛みは解消され、その後の病院の検査ではHbA1cの数値が、先ほど述べたように6・8％まで低下していました。

## ●腎臓病（人工透析患者）

腎臓病で腎機能が低下し、その働きが正常時の30％以下となったものを腎不全と言います。そのうち、時間をかけて次第に腎機能が悪化したものを慢性腎不全と言い、その場合、腎機能の回復は見込めないと言われています。

慢性腎不全の初期においては、塩分と水分の摂取制限、食事療法、投薬治療などにより腎不全の進行を遅らせる治療を行います。しかしそれでもなお腎機能が低下してくると、尿によって排出すべき老廃物が体内に残ってしまうことによる尿毒症の症状が強くなるため、いったん体外へ導き出した血液を人工腎臓でろ過して再び体内へ戻す人工透析（血液透析）を行います。

人工透析は通常1回3〜5時間、週3回実施するため、患者さんにとっては、体力的にも人生の貴重な時間を浪費するという意味でもかなりの負担です。

透析を受け始めると腎臓は萎縮していき、腎機能は二度と回復しないと言われていますが、骨電位療法を受けている透析患者さんの中には、疲労感が軽減したという方も少なくありません。

第2章（65ページ参照）で紹介した透析病院との共同研究では被験者の数も少なく、尿量の増加は確認されませんでしたが、実際には尿量が増えたと報告される患者さんは多くいます。

共同研究の結果と施術経験からわかったのは、先ほど述べた中脘穴のあたりを施術すると腎臓への血流が増加すること、そして、第11・12胸椎を交互に刺激すると腎臓が膨張と収縮を繰り返し、腎臓でろ過の働きをしている糸球体というフィルターに付着した石灰質が脱落して体外へ排出されるらしいということです。

なお、この施術にはゴムハンマーは用いず、手による操作となります。

骨電位療法の施術による、腎臓への血流増加と膨張収縮の繰り返しにより、腎機能が回復して尿量が増えていると考えられますが、糖尿病の合併症として腎機能が低下しているケースでは糸球体そのものが壊れてしまっているため、その場合、この施術は不適応となります。

このように、腎臓病の方への施術については一様に考えることはできず、適応についても効果についてもケースバイケースとなりますが、一つ共通して言えるのは、透析に伴う疲労感が軽減して元気で活発に動けるようになる方が多いということです。

## ・「透析歴28年」とは思ってもらえないほど元気になった

病院で人工透析を受けている患者さんからいただいた手紙を紹介します。読みやすいように多少手を加えていますが、要旨はそのままです。

骨電位療法を受けるようになってからティッシュペーパーを1枚ずつはぐように体全体が軽くなり、朝の洗顔時、腰を曲げるとビビーとした電流が走るような痛みもなくなり、がんこな肩こりもなくなり湿布も無用に。

階段でも足が軽やかに動き出し、びっくりしながら日々透析に通っています。また、がんこな便秘も快調に。排尿もほかの患者より量も多く、透析歴28年とは思ってもらえないほど。病院のスタッフと勘違いされるくらいまで元気を取り戻したのです。浅井先生と巡り会えて魔法の手にかかったのです。

透析患者になってこんなに幸せな日々を続けられるとは、浅井先生には本当に感謝の気持

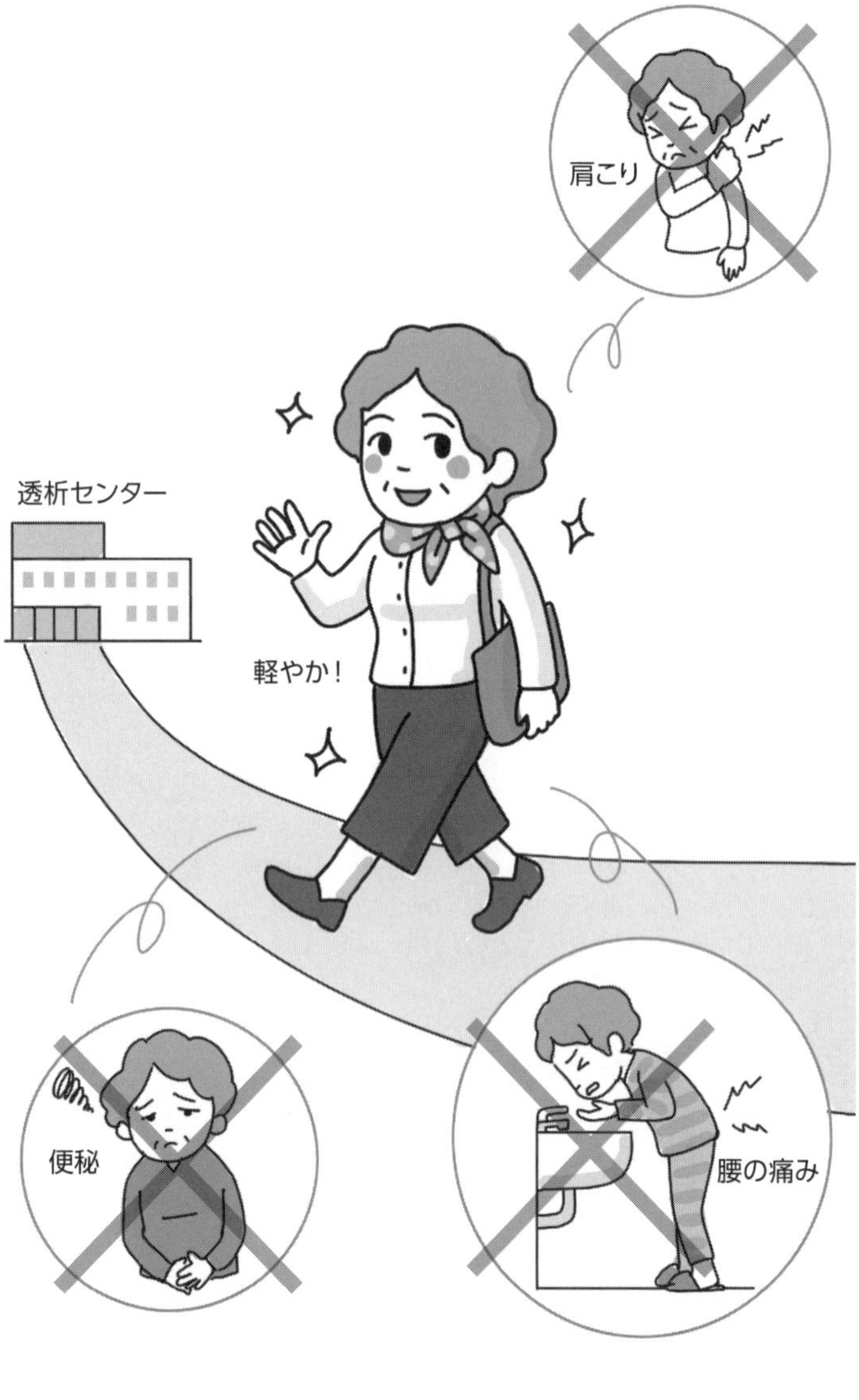
肩こり
透析センター
軽やか！
便秘
腰の痛み

ちでいっぱいです。おかげさまで少しずつ体調も戻り、自信もついてきております。ありがとうございます。

### ・痛風やネフローゼ症候群も改善

第11・12胸椎への刺激には、痛風やネフローゼ症候群を改善する効果もあります。

痛風は尿酸という物質が針状の結晶となって関節炎を引き起こす疾患ですが、第11・12胸椎を刺激すると関節炎の痛みが消失するため、血液中の尿酸値が低下して尿酸の結晶も溶け去っているものと考えられます。

痛風は非常に危険な病気であり、高い尿酸値が続くと心臓や腎臓へ大きな負担となり、尿路結石のほか脳軟化症などの発症にもつながります。そのこともあり、骨電位療法で痛風を改善することの意義は非常に大きいと言えます。

ネフローゼ症候群は尿にタンパクが出てしまうために、血液中にタンパクが減り、むくみが起きる疾患ですが、これについても骨電位療法での改善症例がたくさんあり、病院での血液検査の結果、投薬の必要がなくなったケースが少なくありません。

## ●胃潰瘍

胃潰瘍は過労や精神的ストレスによる自律神経の乱れが原因で胃酸と胃粘液のバランスが崩れ、胃の粘膜が傷ついて潰瘍ができたものです。近年は、胃酸でも殺菌されないピロリ菌という細菌が関与しているとされています。

そのほか、骨電位療法では骨で生じている異常な電気信号が原因で起きる胃潰瘍もあると考えています。施術経験から、第7頸椎を正常にすると胃潰瘍が改善することがわかっているからです。

これについては、第7胸椎が右上方へズレていると関節面で異常な電気信号が生じ、その信号により脳は胃に食品が来ていると判断して胃液を出し続けることになり、胃の粘膜を傷つけることになると推測しています。

## 循環器疾患

### 狭心症

狭心症の発作は、心臓に酸素や栄養素を供給する冠動脈が狭窄し、心臓が必要とするだけの血液が行き渡らなくなることで起こります。

冠動脈が狭くなる原因には動脈硬化のほか冠動脈のけいれんなどがありますが、そのけいれんの原因は医学的に判明していません。

しかし、筋肉や血管は電気信号により収縮することがわかっているので、骨電位療法では、冠動脈に対して異常な電気信号を発している箇所がけいれんや狭窄の原因と考えて施術を行います。

これまでの施術経験から、冠動脈のけいれんや狭窄を引き起こしていると見られる電気信号は、左の肩甲骨棘の下部にある傷やへこみにあると思われ、事実、そこで生じている異常な電気信号を減少・消去させる施術を行うと、狭心症の発作の再発を予防できることがわかっています。

このやり方はすべての狭心症に効果があるとは限りませんが、心電図の検査では異常がないのに本人は狭心症の症状を訴えているといったケースでは有効でしょう。

たとえば、ラグビーのフォワードをしていた人が、40歳も半ばを過ぎた頃から狭心症を訴えるようになり、骨電位療法で対処したことがこれまで数例あります。

おそらく、ラグビーが原因で左の肩甲骨棘に傷やへこみができ、そこで生じた異常な電気信号が狭心症を引き起こしているのでしょう。

それらのケースでは、その傷やへこみに施術したことで狭心症が改善しています。

同じ考え方で心臓弁膜症も改善できると考えられます。どこかで生じている異常な電気信号が弁を硬直させているはずですが、今のところ原因箇所が特定できておらず、今後の研究課題となっています。

## 高血圧症

高血圧症の多くは、高血圧になっている原因がはっきりしない本態性高血圧症と呼ばれるものです。

本態性高血圧症は、もともとの体質のほか、生活習慣や加齢などの影響で起きてくると言われていますが、電気信号を介して脳が血圧をコントロールする仕組みのところを考えると骨電位療法で改善可能なはずです。

血圧は頸部を通る総頸動脈のところで測定され、その情報が脳へ送られ、最適の血圧になるよう脳が制御していますが、頸椎にゆがみがあるとその関節面で生じる異常な電気信号が雑音として働き、脳が血圧をコントロールする仕組みがうまく機能しなくなると考えられます。

つまり、本来血圧を下げるべきところで上がりっぱなしとなるわけです。本態性高血圧症の多くはこのような形で起きているのではないでしょうか。

## 下半身の冷え

下半身の冷えは女性に多く見られる身近な症状で、その一部は第5腰椎のすべり症に原因があります。

腰椎すべり症の項目でも少し触れましたが、第5腰椎のすべり症があると下半身が冷えやすくなり、そのすべり症を改善すると冷えも解消します。第5腰椎が本来の正しい位置に戻ると下半身に熱感が出てきて、冷えからくる放屁が改善されるのです。

そのことから両者に因果関係があるのは確かですが、なぜ第5腰椎がすべり症になると下半身が冷えるのか、はっきりしたことはわかりません。

ただ、一つの仮説として、第5腰椎の関節面で生じる異常な電気信号が、ひざから下の部分の末梢血管の血流を低下させる指令を脳から引き出す働きをしている可能性が考えられます。

下半身の冷えに関しては、ほかの原因でも起きてくるため、今のところ、すべてのケースに効果的な施術法は確立していません。

ケースバイケースで原因を探り出して対処するしかありませんが、特に貧血の方なども下半身が冷えやすいので、そうしたところも考慮して原因を考えていく必要があります。

## 免疫の問題／感染症

### ●好酸球性副鼻腔炎

好酸球性副鼻腔炎は鼻の中に鼻茸《はなたけ》という良性の腫瘍ができる原因不明の疾患で、その腫瘍組織を調べると好酸球という白血球の一種が多く存在しているため、疾患名にその名称が含まれます。

鼻茸は手術で切除可能でありステロイド剤でも軽減しますが、投薬を止めると風邪などをきっかけに再発しやすく、国の指定難病となっています。

根本からの治癒が難しい疾患と言えますが、骨電位療法では、鼻骨と周辺の骨とのつなぎ目（縫合）付近で異常な電気信号が強く生じている箇所を探し出し、そこをゴムハンマー施術することにより、症状の改善を見ています。

顔への施術となるため、ゴムハンマーの使い方には細心の注意を要することは言うまでもありません。

骨電位療法が功を奏するということから、この原因不明の疾患には、骨で生じている異常な電気信号が関与していると言っていいでしょう。

具体的には、鼻骨で生じた異常な電気信号により、その周辺で作られた好酸球が異常な働きをしていると考えられます。その異常な好酸球が正常細胞を攻撃した結果、腫瘍ができてしまうということです。

鼻骨へのゴムハンマー施術で改善しない場合、別の原因として上顎骨のゆがみが考えられるので、その水平軸、垂直軸、回転軸方向で位置の異常がないか確認し、ゆがみがあれば本来の正しい位置へ戻します。それにより、好酸球性副鼻腔炎の症状が改善することがあるのです。

また、上顎骨が正常な位置に戻り、その骨で生じていた異常な電気信号が消えると、脳の働きが正常になるのか、不定愁訴と呼ばれる原因のはっきりしないさまざまな不快症状も軽快することが多々あります。

上顎骨のゆがみの原因の一つには、骨盤部での異常な電気信号があるので、骨盤への施術を行っておけば、上顎骨をはじめ顔面での骨格のゆがみは現れなくなります。

## ●花粉症

花粉症は、排気ガスなどに含まれる窒素酸化物（NOx）が鼻の粘膜を傷つけ、そこにスギやヒノキ、ブタクサなどの花粉が入り込んだ結果、異物が侵入してきたと判断した体が鼻水で洗い流そうとして起こる疾患です。

ワセリンなどを鼻の粘膜に塗布して保護することで症状は改善しますが、骨電位療法では、鼻先部分のゆがみを本来の正しい位置へ調整することにより、症状を改善させています。

そのことから、その周辺の骨で異常な電気信号が強く生じていることが、花粉症の原因の一つになっていると考えられます。

## IgG4関連疾患

「プロローグ」で紹介したＩｇＧ４関連疾患について、ここでも触れておきましょう。

国の指定難病でもあるＩｇＧ４関連疾患は、ＩｇＧ４という抗体（体内に侵入した細菌やウイルスを攻撃する物質）を作り出す形質細胞が、塊となって臓器を攻撃して腫れを生じさせる疾患の総称です。簡単に言えば、免疫の仕組みに異常をきたして起こる病気です。

免疫の仕組みで実働部隊となっているのが白血球（免疫細胞）で、その白血球は赤血球や血小板などの血液成分と一緒に骨の中心側にある骨髄で作られています。

つまり、免疫の仕組みは骨と深く関係しているわけです。

そして、骨に傷やへこみがあったり、骨格のズレにより関節面が圧迫されていたりすると、そこで生じた異常な電気信号の影響により、その箇所で作られた白血球にも何らかの異常が生じると推測されます。

そのことから、骨で生じている異常な電気信号を軽減・消去する骨電位療法の施術は、このIgG4関連疾患のほか、関節リウマチなどの膠原病や気管支ぜんそくなどにも有効だと考えられます。

膠原病などは全身性の疾患とされていますが、これまでの施術経験から、一箇所で生じている異常な電気信号で発症していることも少なくないようです。

## ・腎機能の改善と白血球の正常化がカギ

骨電位療法では過去に、IgEという抗体に関係する疾患への施術で良い結果が出ていたため、IgG4関連疾患の一つであるミクリッツ病（涙腺唾液腺炎）についても同様のアプローチができると考えました。

IgE関連疾患では、第11胸椎と第12胸椎との間の関節面で圧迫が起きていて、そこで異常な電気信号が生じていたので、骨格調整により関節面を動かしてその信号を減少させたところ、異常に高くなっていたIgEの数値が正常になりました。

おそらく、その箇所で作られていた白血球に異常があって、IgEの数値が高くなりすぎていたのでしょう。

また、第11・12胸椎を刺激すると腎機能を改善させられることから、IgE関連疾患に腎機能が深く関与しているとも考えられました。

そこで、ミクリッツ病を骨電位療法で施術するにあたり、そのIgE関連疾患での経験を参考に、第11・12胸椎への施術による腎機能の改善を図りました。

また、触診で顔面骨の縫合面（骨と骨が合わさった面）のゆがみが見られ、そこで異常な電気信号が生じていることがわかったので、そこにも施術したところ、前述したように、患者さんから、「これまでに受けた治療の中で最も効果のある方法です」という評価をいただく結果となったのです。

患者さんは、骨電位療法が本当に効果のあるものか確かめるため、施術後3か月間、何の治療も受けず再発がないか経過を見守っていたそうですから、その評価は確かなものと考えていいでしょう。

## ◎帯状疱疹（帯状ヘルペス）

過去に感染し、その後、体内に潜んでいた水痘・帯状疱疹ウイルスが、過労や加齢などで免疫が低下したときに再度活性化して起きるのが帯状疱疹（帯状ヘルペス）です。

症状は、小さくて赤い水ぶくれが体の左右片側に帯状に現れ、痛みを伴うというもので、水ぶくれ自体は1～2週間でおさまるものの、後遺症として神経痛が残ることがあります。

これについては光線療法（74ページ参照）が有効であるほか、帯状疱疹の後遺症と思われていた痛みが実はそれとは関係がなかったというケースもあるので、患者さんの訴える痛みの原因をしっかり見極めることが重要です。

9年間も帯状疱疹の後遺症の痛みで苦しんできたという高齢の患者さんのケースでは、整形外科医をしている息子さんから「帯状疱疹の後遺症とは一生付き合うしかない」と言われ、処方された鎮痛剤をずっと服用してきたそうですが、痛みがおさまることはありませんでした。

こちらでは最初、光線療法を施しましたが、患者さんの体をよく見ると帯状疱疹が起きていないところに痛みがあったため、これは帯状疱疹とは別の原因による痛みと考えました。

痛みは肋骨と肋骨の間にあったため、肋骨のゆがみにより生じた異常な電気信号が痛みの原因であると判断し、そのゆがみを正常にする施術を行ったところ、9年間も変化のなかったしつこい痛みが改善したのです。

また、施術の副産物なのでしょう。肋骨のゆがみが解消されたことで背骨が伸びて猫背が解消され、顔には笑顔も戻りました。

このように、痛みへ対処するときには原因を決め付けず、骨で生じている異常な電気信号をよく探して対処してみると、良い結果を得られることが多いのです。

## ●甲状腺の疾患（バセドウ病／橋本病）

バセドウ病と橋本病はともに甲状腺の疾患で、前者では甲状腺ホルモンが過剰に分泌されるのに対し、後者ではその逆に甲状腺ホルモンの分泌が減るという違いはありますが、どちらも正常な自分自身の細胞を免疫反応によって自ら攻撃してしまうことによる自己免疫疾患の一種です。

骨電位療法では、第7頸椎のズレを本来の正常な位置に調整すると、バセドウ病でも橋本病でも7～8割ほどの患者さんでホルモン分泌の数値が正常になります。また、上顎骨のズレの調整も甲状腺の疾患に効果があります。

第7頸椎の調整が効果的なのは、そこにゆがみがあると、首筋の総頸動脈のところでセンサー細胞が計測した甲状腺ホルモンの分泌量を脳に伝える電気信号が妨げられるからだと考えられます。

### ・手術を勧められていた甲状腺の異常が解消した

甲状腺の異常で病院から手術を勧められていたにもかかわらず、骨電位療法の施術で症状がなくなった方からの手紙を次に紹介します。ほぼ原文のままでの掲載です。

私は、七十歳の専業主婦で、浅井治療所へは25年以上通院しておりますが、そのきっかけのお話をさせていただきます。

あれは、私がまだ40代半ばのことでした。ある日、気が付くとボールペンが持てないほど指が震えて、何度も持ち直すのですが、持って字を書くことができませんでした。

そんな症状が出て、どこか体調が悪いのかと思っていたところ、洗顔で鏡を見てみますと首のところにしこりのようなこぶがあり、つばを飲み込むとそのしこりがぐりっと動くのが見えました。

何が原因かわからずに友人に相談し、よく診てくれるという町の病院を紹介され訪ねました。そちらでは、甲状腺の異常はわかりましたが、原因がわからず、検査が必要で総合病院を紹介され、検査しましたが、総合病院でも原因がわからず、とにかく甲状腺に異常があるので手術をさせてほしいとのことでした。返事は後日することにし、いったん自宅へ戻り、主人に相談しました。

我が家は以前、義理の母が交通事故でむち打ち症になり、浅井治療所で施術を受けていたこともあり、電話で浅井先生に相談したところ、状態を診てみようということになり、訪問しました。

頸椎を中心に施術をしていただきますと、首のしこりのようなこぶは、みるみる小さくなっていき、最終的にはなくなり、普段の状態に戻り、指の震えもなくなり、ボールペンで字を書くことができました。その状況を見る限り、奇跡が起こったとしか思えないような出来事でした。

それ以来、甲状腺の異常はなく健康に過ごしておりますが、その施術の後、総合病院への返事に「完治した」とは言えず、（手術の）断りの電話を入れました。本当は完治したと言いたかったのですが……。

この方のほか、甲状腺機能に異常があって入院されていた方が、「ある時期までに退院したいので骨電位療法でどうにかしてほしい」と、まだ入院中であるにもかかわらず一時外出して来院したことがあります。施術の結果、甲状腺ホルモンの値が正常になりました。病院では「処方薬がそこまで効くはずがない」との理由から検査の間違いも疑われましたが、患者さんの希望で再検査したところ、やはり、甲状腺ホルモンは正常値を示しており、無事退院する運びとなりました。

## ●ギラン・バレー症候群

体を守るための免疫の働きが誤作動を起こして末梢神経を攻撃してしまい、手足に力が入りにくくなったり、しびれが生じたりするギラン・バレー症候群という疾患があります。難病ともされる疾患ですが、別の症状で骨電位療法を受けていた患者さんから、「実は、私はギラン・バレー症候群で下半身がマヒしていましたが、骨電位療法の施術を受けてから筋力が回復し、仕事に不安がなくなりました」と感謝の言葉を受けたことがあり、このギラン・バレー症候群にも有効だとわかりました。

この方のケースでは背骨に異常な硬直があったので、これを解消する施術を行ったところ、症状が改善しました。このように、難病とされる疾患であっても、骨を正常な状態にすると良い結果を得られることがあります。

# 頭部の疾患

## 頭痛

頭痛に関しては、医学的に原因と対処法がはっきりしているものは病院にお任せするとして、骨電位療法では原因不明の頭痛や、難病とされる疾患に伴う頭痛に対処することになります。

とは言え、頭痛は生命を左右する状態に関係することがあるため、施術に入る前に、骨電位療法の適応と考えていいか、病院の受診を優先させるべきかどうか、などを慎重に判断しなければなりません。

骨電位療法における頭痛の施術ではまず、過去に体が受けたことのあるダメージについて問診で聞き出して骨格や関節面の状態を推測し、異常な電気信号を生じている箇所の目安をつけます。

頭痛の場合、頭蓋骨や顔面骨などを施術するケースは当然多いのですが、骨盤の骨格調整が不十分だと頭蓋骨のゆがみを解消しても、また元に戻ってしまいやすいため、最初に骨盤を正常にしておく必要があります。

頭痛の意外な原因箇所としては、第11胸椎か第12胸椎のズレがあります。

脳と脊髄の周囲には脳脊髄液という液体が還流していますが、第12胸椎のあたりでズレが生じていると、そこから下へそれが流れにくくなり、脳脊髄液の圧力が上昇したときにハチマキで頭を締め付けられたような痛みが起こります。

この場合、脳脊髄液の流れをせき止めている胸椎のズレを解消すると、頭痛も改善することになります。

## ・頭蓋骨のゆがみから生じる頭痛

車の運転中に頭痛が出てきて、次第に目の奥が痛んできて眼球は硬直、視力が急激に低下して真っ暗となり、強烈な頭痛にさいなまれながら体を横たえていることしかできなくなってしまう……という患者さんを診たことがあります。

その状態が20分ほど続くと眼球内に閃光が走り、頭痛も視力低下もない正常な状態に戻りますが、これが50歳頃から年に数回発症しており、医師からは原因不明なため治療法がわからないと言われたそうです。

症状が出ていないときに検査しても、正常としか言いようのない診断結果しか出なかったのです。

また、たまたま病院で受診中に頭痛が発症したこともあり、そのときはMRI画像診断を受けたそうですが、やはり異常なしとの診断でした。患者さんが「なぜこの痛みがわからないのですか?」と医師に質問したところ、「どこにも異常が見いだせないのでお手上げです」という返事だったそうです。

そのような患者さんでしたが、骨電位療法の施術の中で頭部を触診してみると頭蓋骨のゆがみが確認され、骨の縫合面では異常な電気信号が強く感じられます。

よく話を聞くと、40年ほど前の若い頃にバイクで転倒し、地面で頭部を打撲したことがあり、頬骨に石が乗っていたために顔に傷が残らなかったとのこと。

そこで、頬骨の周辺を指先でよく探ってみると、石が頬骨を押したことで異常な電気信号が生じるようになり、その信号が眼球の奥で痛みとして感じられていることが推測されました。

施術では、頬骨と側頭部が接する関節面でのゆがみを調整したところ、その後、頭痛はまったく発症しなくなったそうです。

別の似たケースとして、休んでいても歩いていても、一定の時間が経過すると激痛と言っていいほどの頭痛が発症するという方もいます。

話を聞くと、ハシゴからの転倒時に側頭部を強打して以来、頭痛が発症するようになったとのことでした。触診すると、頭蓋骨のゆがみにより、骨と骨が合わさった縫合面で異常な電気信号が強く生じていて、それが症状の原因となっていることが推測されました。

この場合も、頭蓋骨のゆがみの解消が施術の主眼となります。

### ・仙骨部の異常な電気信号が片頭痛として感じられる

側頭部の片頭痛については、左右逆側の第4仙骨孔（仙骨に開いている神経の通る孔）で強く生じている異常な電気信号を軽減・消去させると、その片頭痛がなくなるケースが見られます。

医学的には説明のつかない現象ですが、どうやら仙骨部での異常な電気信号が片頭痛として感じられるようなのです。そこで、片頭痛の患者さんに関しては、仙骨も調べることにしています。

## ●脳脊髄液漏出症

脳と脊髄は脳脊髄液に満たされた硬膜に包まれています。脳脊髄液漏出（減少）症とは、交通事故やスポーツのケガなどで脳や脊髄を包んでいる硬膜が損傷して、その後、立位時などに重力の影響で脳脊髄液が漏れ出してしまう疾患です。

症状は頭痛や首の痛み、背中や上腕の痛み、吐き気や嘔吐など。そのほか、視力や聴力、味覚などに異常が起きてくることもあります。

病院では主に、ブラッドパッチ（自家血硬膜外注入療法）という、自分自身の血液を注入して硬膜の損傷したところに「かさぶた」を作り、自然修復を促す治療が行われます。

骨電位療法はこの脳脊髄液漏出症にも有効なことがあります。

### ・脳脊髄液漏出症による強烈な痛みが解消した

脳脊髄液漏出症と診断された方が骨電位療法を受けに来たことがあります。

話を聞くと、交通事故（追突事故）で脳脊髄液漏出症となり、さまざまな治療を受けるも痛みの症状は変わらなかったとのこと。医師からは鎮痛剤の服用を指示されましたが、本人の意思で服用はせず、7年かかって何とか改善してきたそうです。

ところが、改善したので車の運転をしていたところ、また追突事故に遭ってしまい脳脊髄液漏出症を再発。あまりの痛みで施術を受けに来院しました。

触診では頸椎の位置がかなりゆがんでいることが確認されたので、それを正常にする施術を行ったところ、ほとんど痛みが感じられないところまで回復しています。

## ●目の疾患

眼球が思うように動かなくなった方の改善症例です。

この方は仏像彫刻師をされていますが、斜視のせいで仕事にならず、大学病院で手術を受けても改善しなかったので骨電位療法を受けることになりました。

仕事では左右を交互に見ながら彫刻を進めますが、左目だけがうまく動かないので、作業にならないとのこと。

病院では左目の上斜筋が細すぎて眼球を動かせないという診断でしたが、こちらではその筋肉が硬直していると見立て、頭部や頸部を細かく診ていきましたが症状に変化がありません。そこで、全身を対象に異常な電気信号を指先で探ったところ、骨盤を構成する寛《かん》骨《こつ》の一部をなぞったとき、急に上斜筋がゆるんで眼球が正常に動き始めました。

さらに、その箇所にゴムハンマー施術を行ったところ、それ以後、症状が戻ることはなく無事仕事にも復帰できたのです。

その後、この同じ箇所が眼球の動き以外にも効果があるのではないかと考え、仮性近視の小学生を募集して施術したところ、視力向上に関しても確かな効果を確認できたので、この箇所を「視力穴」と名付けることにしました。

目に関しては、恥骨枝で異常な電気信号が生じていると、白目部分で出血して赤目になりやすいなど、全身各所との相関関係について興味深い現象も確認されています。

## ●緑内障

緑内障では、眼圧の上昇などにより視神経に障害が生じて視野が狭くなります。最悪の場合、失明に至ることもあるため、決してあなどってはならない疾患です。

眼球を満たしている房水《ぼうすい》という液体が鼻腔へ流れなくなると眼圧が上昇することから、骨電位療法では、前頭骨と鼻骨のつなぎ目（縫合面）のゆがみにより異常な電気信号が強く生じ、その放電が涙腺の管を狭くして房水の鼻腔への流れを妨げていると考えています。

実際、その考えに従って電気信号を軽減・消去させる施術を行い、眼圧が下がったケースがいくつかあり、これに関しては、今後さらに検証を進めていくことにしたいと考えています。

## ●視神経鞘髄膜腫

視神経鞘髄膜腫では、視神経を包んでいる神経鞘に生じた腫瘍が視神経を圧迫し、視力の低下、視神経の萎縮、眼球突出などの症状が左右どちらかの目に現れます。

腫瘍が大きくなるとほとんど視力を失いますが、手術で腫瘍を摘出すると片目の視力をほぼ確実に失うため、病院では放射線治療などで視力の温存を図りつつ、手術は最後の手段ということになります。

このような疾患に対しても骨電位療法が有効なことがあります。

### ・月1回の骨電位療法で腫瘍を抑制

右視神経鞘髄膜腫と診断された患者さんに、骨電位療法が功を奏したと思われるケースがありました。

患者さんは60代の女性で、大学付属病院での放射線治療後、最初の10年間は年2回、その後は年1回のMRI検査を受けて、腫瘍が大きくなっていないか、新たな異常はないか診てもらっているそうです。

骨電位療法の施術は放射線治療の翌年から始め、同時に自宅での光線療法も開始しています。患者さんからの報告を次に紹介します。ほぼ原文のままですが、病院名はイニシャルとしました。

2000年ころ、右目奥に鈍痛を感じたため著名な病院を数箇所、転々と受診しましたが原因も病名もわからず、ただ、ステロイドの投与が続きました。

2001年7月、K大学医学部付属病院でMRI検査にて「視神経鞘髄膜腫」と診断されました。

2002年春より視力の低下が著明となったため、その病院で9月末より放射線治療を開始しました。約1か月間、毎日病院まで通い、放射線治療を行いました。

それと同時期に「浅井治療所」において月1回の（骨電位療法の）施術をし、自宅では浅井先生にご教示いただいた光線治療を開始しました。今も月1回の施術と自宅で毎日光線治療を継続しています。

この方はその後も腫瘍は大きくなっておらず、何の異常も生じていないと病院で診断されています。

症状のない左目はしっかり見えているので、右目の視力が低下していても特に不自由を感じることなく、仕事や生活ができているそうです。

## ●顔面神経麻痺／三叉神経痛

顔に広がっている顔面神経がマヒを起こす顔面神経麻痺では、まぶたや口、表情などがうまく動かせなくなり、三叉神経が神経痛を起こすと顔面が激しく痛むことになります。

骨電位療法では、これらはいずれも、骨で生じた異常な電気信号がノイズとして働いて、それらの神経で伝達されている電気信号がかき消されて起きるものと考えています。

事実、頬骨や頭蓋骨のつなぎ目（縫合面）で異常な電気信号を強く生じている箇所を探して施術すると、それらの疾患は改善していきます。

## 神経・メンタル面の問題

### めまい

めまいの背後には耳の疾患や脳の疾患が隠れていることがあるため、軽く考えず、まずは病院を受診すべきですが、病院で原因不明とされためまいに関しては骨電位療法で対処可能なことがあります。

骨電位療法では、後頭骨と第1頸椎との間でズレがあると、左右の頸動脈の血流量に差ができて、それが左右の三半規管の働きの差となり、めまいを生じると考えています。

そこでめまいの施術では、そのズレを元に戻すことが主眼となります。

この、めまいが起きてくる仕組みを明らかにするため、耳鼻科の先生に血流の測定を提案しているのですが、残念ながら今のところ協力していただける方がいない状況です。

### 不眠症

不眠症は病院では睡眠導入剤の服用による対症療法しか打つ手がないようですが、骨電位療法では、第1頸椎が上方へズレてしまっているものを元の正しい位置に調整すると、不眠症が劇的に改善する症例をいくつも確認しています。

そのことから、第1頸椎のズレにより生じた異常な電気信号が脳へ送られることで交感神経が優位となった状態が続き、それにより脾臓が収縮して脳へ血液が多く送られて、体は疲れているのに頭は冴えて眠れないという状態になるものと推測されます。

ある中学校の校長先生は、睡眠導入剤を服用しても効果がなく3日間起きたままとなり、思考力も体力も低下して眠気もあるのに眠れないとのことでしたが、骨電位療法の施術によってまったく正常になり、定年まで無事に勤務できました。

その後も不眠は再発していないそうです。

## ナルコレプシー

ナルコレプシーは不眠症の逆で、歩行時や会議中などであっても突然昏睡状態になるという疾患です。これもやはり第1頸椎のズレを元の正しい位置に調整すると発症しなくなります。つまり、原因は第1頸椎のズレということになりますが、不眠症とは反対に、脾臓が膨張することで脳への血流が低下して昏睡するものと考えられます。

不眠症もナルコレプシーもともに、第1頸椎の骨格調整で良い結果を得られますが、この骨はほかの椎骨と異なり後ろに突き出した棘突起がないため、正常な位置を見つけるのが困難で、指先で骨の電気信号を感じ取れないと正しい判断ができません。

第1頸椎には非常に重要な働きがあり、正しく調整すれば原因不明の腹痛や大腸炎を改善させられますが、間違った調整ではその逆に悪化させることもあるため、繊細な施術が求められます。

## ◉うつ／不登校

体と脳との間で交わされる電気信号がどのように処理されているのか、現在の医学でもまだまだ不明なところが多くあります。

そのうえで、これまでの骨電位療法の経験から推測されるのは、頭蓋骨のどこかで異常な電気信号が生じている場合、脳がその信号を嫌がって、視覚や聴覚といったほかの信号までまとめて減らすような形で受け取るケースがあるということです。

うるさい音がしたときに思わず耳をふさぐことがありますが、ちょうどそれと同じように、異常な電気信号が強く生じているときに視覚や聴覚を閉ざすのではないでしょうか。

うつや不登校などはその最たるものと考えられます。うつになると世界がモノクローム に感じられるというのも、そういうことでしょう。

### ・上顎骨を調整した瞬間に顔つきが明るく変化した

頭痛と疲労感で登校できないという中学3年生のケースでは、中1の頃から頭痛が発症し、神経内科や心療内科を受診しましたが効果がないまま2年が経過。骨電位療法で頭蓋骨を調整したところ大きな頭痛は消失しましたが、その後に倦怠感が強くなり不登校となってしまいました。

上顎骨から異常な電気信号が強く生じていて、それが脳の中での信号のやり取りを停止させていると考えられたので、その上顎骨を調整して正常にしたところ、顔つきがグッと変化して、その後、登校を再開できています。

## ●発話困難

発話できないため、小学校への進学時にろうあ者の学校を勧められたという子どもさんを診たことがあります。

両親の言葉や、ほかの人の言うことは理解しており、年齢相応の知能もあるそうですが、話すことだけができないとのこと。おそらく、脳からの指令は出ているのに、発声する部位で、その指令信号がほかからの異常な電気信号でかき消されているのでしょう。

頭蓋骨にゆがみがあったので、そのことを伝えたところ、階段から転落したことがあると言います。頭頂骨と側頭骨とのつなぎ目（縫合面）で異常な電気信号が強く生じていたので、施術によりこれを軽減させたところ、その子が急に話し出しました。

これまで話せなかった反動なのでしょう。「これは何？」「これが欲しい！」など、うるさく感じるほどのおしゃべりが飛び出したのです。

この患者さんのほかにも、発話困難の小学生が来院したことがあります。そのときは頸椎のゆがみにより舌の運動が阻害されていると推測されたので、その部分を調整したところ正常に話せるようになりました。その後、喜んで学校に登校しているそうです。

## 視覚の異常

かなり特殊な例で、見るものすべてが平面に見えて奥行きがわからないという患者さんがいました。

どういう状態かというと、たとえば、道路わきのU字型の側溝なども道路と同じ高さの平面に見えてしまうため、そのまま足を突っ込んでしまうのです。そうしたこともあり、初来院の18歳時には障がい者として生活していました。なお、両眼の視力自体は正常です。

これには、妊娠8か月のときに未熟児で生まれたことも関係しているようで、調べてみると、視野に関係する脳の部位がある後頭部の骨で異常な電気信号が生じていました。

そこで、頭蓋骨の施術を数回繰り返したところ、あるとき突然、「あっ、みんなが立体に見える」と言い出しました。

骨電位療法が功を奏したのは確かですが、非常に珍しいケースであるため、平面が立体に見えるようになった理由や施術のポイントなどについては、まったくわからないというのが正直なところです。

それでもなお、そのような症状であっても、骨などで生じている異常な電気信号さえ探り出せたなら、良い結果が得られるというのが骨電位療法の大きな利点だと言えます。

## そのほかの症状

### ●転落事故による全身マヒ状態

転落事故による全身マヒに対して骨電位療法が功を奏したケースがあります。

患者さんは解体業の仕事で屋根から転落。全身マヒ状態となり病院に入院していましたが、医師からは「良くて車イス生活、悪ければ一生寝たきりでしょう」と言われ、骨電位療法を試みることになりました。

全身マヒになって1週間経った頃に病室を訪問したところ、口以外はまったく動かせない状態でしたが、会話はできるので脳の損傷はないと判断しました。

骨で生じている異常な電気信号により筋肉が動かなくなっていると推測し、施術で頸椎の位置を正常にしたところ、まず手の小指が動き始めました。

その後、週1回の施術を6回ほど繰り返したところで足も動き始め、さらに2か月後には退院して自宅療養となり、寝返りもできるようになりました。

さらに、4か月後には支えがあれば自力で立つことも可能となり、翌週には自力での歩行が、さらにその次の週には階段を2階まで上れるようになったのです。もう、見た目には正常な状態とほとんど変わりません。

しかし、本人は筋肉の働きがいまだ弱いことに不安を覚えていたため、月1回の施術を継続。その結果、施術を始めて1年後には車の運転ができるところまで回復しました。

このような事故では多くの場合、神経の切断によりマヒが一部残ってしまいますが、このケースでは脊髄神経の切断がなかったため、脳からの電気信号が筋肉へ伝達可能となり、全身の機能を正常に回復させることができました。

現在では健常者と同じように生活しており、かつて全身マヒ状態であったことが信じられないほどです。

## ●腹痛に伴う異常な体重低下

35歳頃から突然、腹痛が発症するようになり、さまざまな病院で診察を受けるも病名は確定せず、やがてやせてきて15キロほども体重が低下してしまったという方が骨電位療法を受けにきました。

医師からは「更年期でしょう」「咀嚼《そしゃく》が少ないのでは？」などと言われたそうですが、

普段から健康には気を使い、体調管理は完璧だったらしく、どこか治してくれるところがあるはずだという期待を胸に抱いて来院。

問診では背中と腰の痛みを主な訴えとしていたので、背骨の痛む部位を探ったところ、第7胸椎の右側と第2腰椎の左側に激痛がありました。そこで、第3胸椎と第11胸椎から痛みを取り、多裂筋をゆるめてから、第7胸椎の調整を行ったところ背中の痛みは消失。患者さんは「胃がラクになった感じがする」と言っていました。

腰椎のほうも慎重に調整し、全身の異常な電気信号を低下させたところ、体全体が温かくなり痛みが消失したとのこと。

後でよく話を聞いたところ、小学5年生のときに鉄棒から転落して背中を強打したことを思い出したそうです。これが、第7胸椎をゆがめていた原因でした。さらに、そのとき腰部も打撲しており、今回の症状と一致しました。

このように若い頃に打撲した部位があると、年を取ってから思わぬ病気になることがあります。しかし、病院の検査では異常なしと診断されるため、多くの場合、鎮痛剤を処方されたり心療内科へ回されたりします。

## ● 鎖肛《さこう》

鎖肛（直腸肛門奇形）とは、肛門が開いていなかったり、小さすぎたり、位置がズレているものを言います。

その鎖肛ということで連れてこられた1歳6か月の子どものケースでは、乳幼児のままで成長が停止しているような状態にもなっており、手足に筋肉が十分ついていないため寝返りすらできないとのことでした。

肛門の閉鎖に対する手術が予定されていましたが、それはそれとして、成長が停止している原因を見つけるために触診させてもらったところ、第1頸椎に異常が感じられました。そこで、お母さんにあやしてもらいながら何とか正常化を試みたところ、施術後から体が少しふっくらしてきて目に力がこもるようになってきました。

さらに、鎖肛の手術を受けた後は食欲も出てきて栄養状態が回復し、手足に筋肉がついて年齢相応の運動能力も戻ってきました。

このような、普通ならどう対処していいかわからない症状でも、原因となっている異常な電気信号が必ず生じているはずなので、その電気信号の発生源を突き止めてそれを低下させると症状の改善につながります。

小さな子どもの施術はなかなか大変ですが、骨電位療法により慎重に正常化を試みていけば良い結果を得られます。

## ●不妊症・不育症

これまで、骨電位療法は不妊症に対して良い結果をあげてきています。

卵子が成長しきらないまま排卵されていたり、男性が無精子症だったりするケースとは違い、受精した卵子が子宮に着床したにもかかわらず、次の月経が始まってしまい、子宮内で育ってくれないケースでは骨電位療法が大いに功を奏します。

医学的な定義とは異なりますが、子宮に着床したのにそれが月経で流れてしまうのは、広義の不育症と考えていいでしょう。

骨電位療法の経験からは、尾骨にズレが生じていると、そこで生じた異常な電気信号により、受精卵が子宮に着床したことを脳へ伝える電気信号が何らかの形で妨げられ、次の月経が始まってしまうと推測しています。

そこで、尾骨付近への施術を行うことにより、これまで30組近くが妊娠。妊娠に至らなかったのは2組のみでした。

人工授精卵を子宮に戻しても妊娠しなかった方、1人目は授かったのに2人目がなかなかできないといった方は、ここで言う広義の不育症により正常に妊娠できていない可能性が高いので、骨電位療法が有効に働くはずです。

# 第4章

# 骨から健康になるための生活習慣

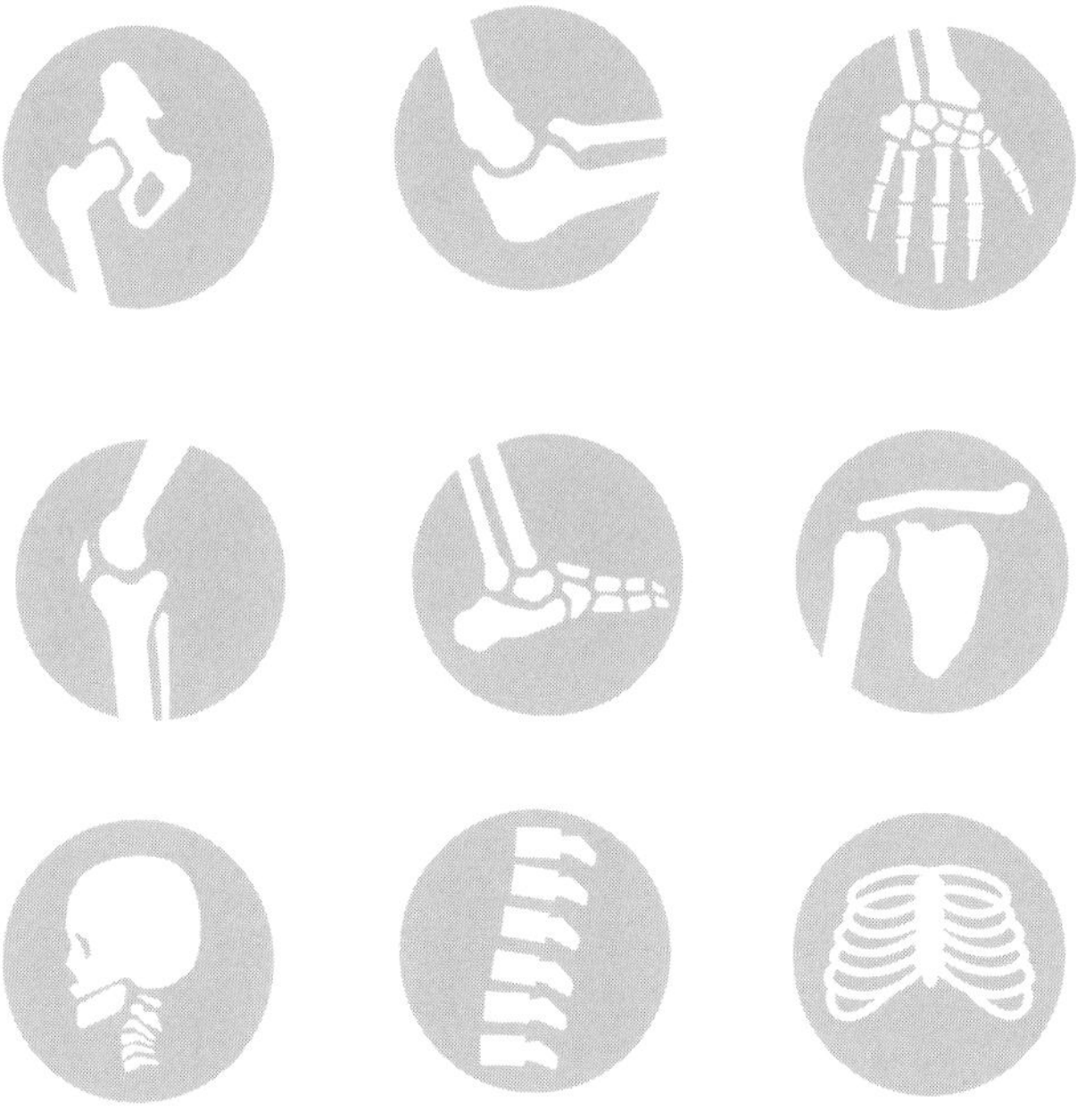

## 骨が弱いと骨電位療法の効果が十分発揮されないことも

ここまでのところで、骨で生じている異常な電気信号が、さまざまな症状や疾患の原因になっていることは理解していただけたと思います。

異常な電気信号は骨の傷やへこみのほか、骨格のゆがみやズレにより圧迫を受けている関節面でも生じるため、骨電位療法ではそれらを施術対象としますが、骨そのものが弱くなっていると十分な施術効果を得られないこともあります。

第1章でも説明したように、骨はコラーゲンの線維の中にハイドロキシアパタイト（リン酸カルシウム）の結晶が沈着した素材で成り立っており、その5層構造のうち、外側の1層は均質で緻密な皮質骨（緻密質）、内側の4層がスポンジ状の海綿質となっています。

そして、後者の海綿質には骨髄が詰まっていて、そこで免疫の要《かなめ》となる白血球のほか、赤血球、血小板といった血液成分が作られています。

ハイドロキシアパタイトは無機物ですが、骨そのものは無機物ではなく生きて新陳代謝しています。若いうちは盛んに作られて20〜25歳くらいで骨量が最大となり、中年期以降はハイドロキシアパタイトがカルシウムとなり流出して、次第に骨量が減少していきます。骨量が減ってくると、5層構造のうち内側の4層はスカスカになってくるため、骨表面の凹凸が強調され、骨にかかる圧力は傷やへこみの部分にかかりやすく、そこで異常な電気信号が生じやすくなります。

また、圧力そのものにも弱くなるため、圧迫された関節面で異常な電気信号が強く生じてきます。

つまり、骨量の減少は骨粗鬆症につながるばかりでなく、骨で生じる異常な電気信号を原因とするさまざまな症状や疾患のリスクを高めることになるのです。

しかも、骨電位療法でそれに対処しようとしても、先に触れたように、骨の骨量が減って弱くなっていると施術の効果が十分に発揮されないため、まずは骨を強くすることから考えなければならないケースも少なくありません。

## 骨を強くする三つの条件……「正しい食事」「適度な運動」「日光浴」

そうしたこともあり、骨電位療法では骨量を増やして骨を強くするための日常生活での注意事項についても患者さんにお伝えしていますが、あまり多くのことは伝えられない現状があります。

細かいことを言い出すとキリがありませんし、覚えたりやったりすることがたくさんあると、患者さんが負担に感じてしまうというのがその理由ですが、それでも最低限伝えているのは、「正しい食事」「適度な運動」「日光浴」の三つです。

ここで言う「正しい食事」とは、なるべく加工食品を飲食しないことを指し、「適度な運動」とは、疲れたり体が痛くなったりしない程度の運動を、また、「日光浴」は、食品からのカルシウム吸収を促すビタミンDを体内で作るときに必要な太陽光線（特に紫外線）を浴びることを指しています。

患者さんにはこの三つをシンプルに伝えるだけですが、本書ではもう少し詳しく説明しておきましょう。

特に、「正しい食事」については、加工食品を摂らないことが骨を強くすることにどう関わってくるのかというところを中心に説明します。

## 骨が弱いと骨格調整が功を奏さないことがある

まず、「正しい食事」の重要性について。

ここで言う「正しい食事」とは、カルシウムを多く含むというだけでなく、骨に含まれるハイドロキシアパタイトの流出を防ぐような食事のことも指しています。

ただでさえ加齢によりハイドロキシアパタイトが骨から流出しやすくなるのですから、中年期以降は特に「正しい食事」でその流出に対抗していく必要があるのです。

「正しい食事」で強い骨を維持できると次のようないいことが待っています。

・骨粗鬆症とそれに伴う骨折を予防できるのはもちろん、骨で生じる異常な電気信号を減少・消去させて、さまざまな症状や疾患の改善と予防ができます。

・骨のコンディションが良好だと、そこで作られる血液成分の質も良好に保たれるため、免疫力の高い元気な体を維持することができます。

・中年期以降、体のあちこちがギシギシときしんだり、柔軟性がなくなったりする方が多いと思いますが、これは関節面で生じている異常な電気信号により周辺の靭帯や腱が硬化したためであり、骨が強ければそういう現象はなくなります。

このほか、骨が弱い人は骨電位療法の骨格調整が功を奏さないことが多いため、施術の効果を高める下準備として、「正しい食事」が重要な役割を果たします。

骨格のズレやゆがみなどにより関節面で異常な電気信号が生じている場合、その電気信号が減少・消去される方向へ関節面を動かす施術を行うというのはすでに説明したとおりですが、骨が弱い方は、そのやり方では関節面が動かず、施術による痛みを感じるだけというケースが見られます。

骨が弱い方は、圧迫された関節面で異常な電気信号がより強く生じ、その周辺の筋肉が強く硬直してしまうため、どうしても関節面が動きにくいのです。

そのため、患者さんによってはまずできる範囲の施術を行っておき、骨を強くする生活を1年間ほど実践してもらってから、骨格調整を含む施術を本格的に開始するケースもあります。

あるアマチュアゴルファーの方はシングルプレイヤー（上級者）でしたが、練習のしすぎで大会参加ができなくなり来院しました。

骨が薄くなっていたため半年ほど練習を休んでもらい、カルシウム剤の摂取と食事療法、光線療法を継続したところ、ほとんど痛みのない状態まで回復しました。

こうしたやり方は一見、遠回りのように見えますが、骨から良くしていき根本から健康を取り戻すアプローチだと言えるでしょう。

## 食べたカルシウムは骨となり、1年後には白血球となる

骨を強くするには、ハイドロキシアパタイトの原料となるカルシウムを含む食材を意識的に摂ることがまず一つの方法です。骨を強くするために、ニボシや牛乳などがいいという話は誰もが聞いたことがあるでしょう。

カルシウムが不足するとハイドロキシアパタイトがあまり作られなくなるため、必然的に骨は弱く、骨折しやすくなり、背骨の椎骨が押しつぶされるように骨折する圧迫骨折などを引き起こします。

さらに、「これ以上、骨が弱くなると体を支えられない」というところまでくると、今度は骨髄で白血球があまり作られなくなります。白血球の原料は骨のハイドロキシアパタイトですが、骨があまりに弱くなると骨を支えるほうが優先され、白血球のほうに回す分がなくなるのです。

白血球は免疫の要ですから、これが減ると、たとえばちょっとした風邪などから肺炎に進行してそのまま亡くなってしまうことがあります。高齢者が少し体調を崩したかと思うと肺炎を起こしてあっさり亡くなってしまうといったケースはまさにこれです。

このほか、カルシウムが欠乏すると、風邪をひきやすくなったり、鼻炎や口内炎、目のものもらいなどを引き起こしたりします。

そのような事態を防ぐにはカルシウムの摂取が何より有効です。

骨はその新陳代謝により、構成する物質が半年から1年ですべて入れ替わっていると言われます。つまり、今日食べたものに含まれるカルシウムは骨になり、およそ1年後には骨から白血球として出ていくわけです。

ですから、免疫の働きが低下して体調を大きく崩したときは、その原因は約1年前の食生活に問題があったということです。

そのように、骨にハイドロキシアパタイトという形でいったんは沈着したカルシウムも、再び骨から出ていくわけですから、その分、食事でカルシウムを常時補っていく必要があります。

風邪をひいた前後に体のあちこちの関節が痛くなることがありますが、これは骨髄で白血球を作ることが優先され、骨の厚みが一時的に薄くなってしまったためです。

このように、骨と免疫は密接に関係しているのです。

## 加工食品の食品添加物が骨からカルシウムを奪う

カルシウムを多く含む食品については雑誌やテレビなどでさかんに紹介されているので、ここではあえて触れません。

さまざまな食材に農薬や防腐剤などが使われていて、栄養素がスカスカになっているというケースがあるため、「カルシウムを摂るのにこの食品が適している」と言い切りにくいのも、ここで触れない理由の一つです。

その代わり、食べないほうがいい食品についてははっきり言えます。

先に述べたように、加工食品はなるべくなら避けたほうがいいでしょう。

たとえば、スーパーなどで手に入る安価なハムやソーセージ、プロセスチーズのほか、清涼飲料水などに食品添加物として含まれているリン酸ナトリウムという物質は、体内へのカルシウムの吸収を妨げるだけでなく、骨のハイドロキシアパタイトを溶かし出す作用があります。ハイドロキシアパタイトはリン酸カルシウムですが、これがリン酸ナトリウムと入れ替わる形となり、骨が弱くなっていくのです。

このリン酸ナトリウムのほかにも、加工食品にはさまざまな食品添加物が含まれており、体にとってマイナスの働きになるものが多いので、なるべくなら加工食品全般を避けたいものです。はっきりしたことは言えませんが、食品添加物を含む食品では腸内の善玉菌が減るために、骨が薄くなったり体調不良になったりしやすいとも考えられます。

実際、お正月向けの食品に入っている防腐剤などの食品添加物の影響と思われる体の異常を訴えて来院される方が2月から3月までは多いのです。

細菌の繁殖を防ぐ防腐剤を摂取すると腸内細菌が減ってしまい、腸の働きに異常が生じます。そうなるとカルシウムが吸収されなくなり、骨が薄くなって、人によってはさまざまな症状が現れてきます。

食べたカルシウムは骨となり、1年後に白血球になると考えるなら、2～3月に体調が悪くなる方は、1年前のお正月の食事内容に問題があったことになります。

## 酸性食品は控えめにし、アルカリ性食品を積極的に摂る

以上のように、食事ではカルシウムを効果的に補うことが難しいこともあり、骨電位療法の施術の場では、患者さんにカルシウム剤の摂取をお勧めしています。

どのメーカーのカルシウム剤がベストなのかを判断するだけの十分なデータの蓄積がないため、患者さんには一応のお勧めだけお伝えして、あとは自分で判断してもらいますが、どれを選んでも骨の強化に役立つのは確かです。

カルシウムを体に吸収するには、納豆や小松菜、ホウレンソウなどに多く含まれるビタミンKのほか、魚介類や卵、キノコ類に多く含まれるビタミンD、牛乳に含まれる乳糖な

ども必要なので、そこも意識した食生活にしたいところです。

そのほかに「正しい食事」として皆さんに勧めたいのは、肉や魚、卵などの酸性食品を控えめに摂り、その逆に、野菜や海藻、果物など、いわゆるアルカリ性食品を積極的に摂るということです。

ちなみに、酸性食品ばかりを摂ったとしても血液が酸性になることはありません。なぜなら、酸性に傾こうとする血液のPH（酸性度／アルカリ度の指標）を調整するため、骨のハイドロキシアパタイトからカルシウムが血液中に溶け出るからです。つまり、骨から溶け出たカルシウムは、血液を本来の弱アルカリ性（PH値7・35）へ保つ働きをしているのです。

血液のPHを一定に保つための優れた仕組みと言えますが、これが続くと骨はどんどん弱くなるので、酸性食品を控えめにする一方で、アルカリ性食品を積極的に摂るような食生活を普段から心がけることが大切です。

そのような食生活なら血液は自然に弱アルカリ性に保たれ、PHの調整のために骨からカルシウムが溶け出すことはないでしょう。

さらに、アルカリ性食品を十二分に摂っていると、今度は血液がアルカリ性へ傾き過ぎ

## 「正しい食事」とは？

### 1. カルシウムの吸収を助ける成分

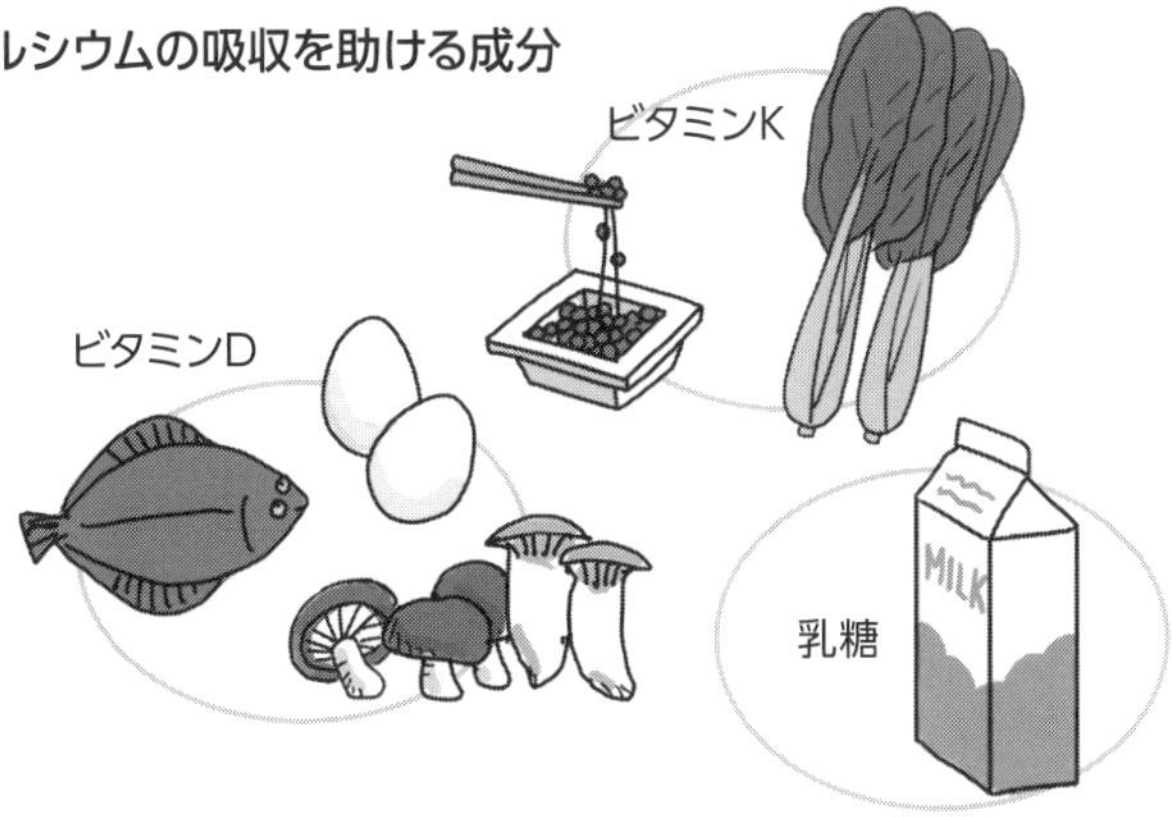

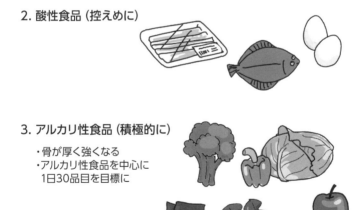


### 2. 酸性食品（控えめに）

### 3. アルカリ性食品（積極的に）

・骨が厚く強くなる
・アルカリ性食品を中心に
1日30品目を目標に

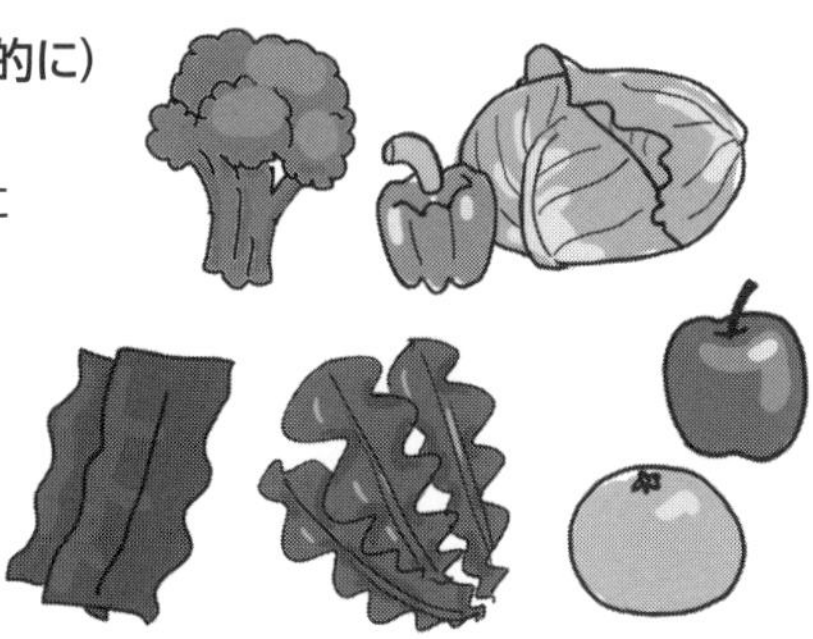

ないよう、カルシウムは骨の中に吸収されてハイドロキシアパタイトの結晶として沈着していきます。つまり、骨が厚く強くなるのです。

若い人であっても酸性食品中心の食生活をしていれば、加齢を待つことなく骨はどんどん弱くなっていくので、食生活の内容については十分注意したいところです。

なお、野菜や海藻、果物といったアルカリ性食品には食物繊維が豊富に含まれており、整腸作用も期待できます。目安としては、アルカリ性食品を中心に1日30品目を摂るようにするといいでしょう。

腰痛で、骨電位療法だけでは良くならないケースでは、便秘によって腰周りの筋肉が硬直して痛みを生じていることがあります。しかし、そのような場合でも、アルカリ性食品を積極的に摂り、乳酸菌も併せて摂取することで便秘も腰痛も改善していきます。

中高年になってくると腸からの吸収率が低下してくるので、若い頃よりも食生活に十分注意を払う必要があります。

## 日常生活の改善は一生の取り組みとなる

骨電位療法のゴムハンマー施術や骨格調整は、骨で生じている異常な電気信号を軽減・消去するのに大変有効ですが、骨そのものを強くするには、ここで説明したように日常生活の改善、特に食生活の改善が必要です。

また、心を安らかに保つ工夫もしていきたいところです。

怒り、不安、ストレスなどがあると、脳から酸性のホルモンが分泌され、その調整のために骨からカルシウムが溶け出してしまうので、普段から、心は丸く、気は長く持ち、「正しい食事」「適度な運動」「日光浴」の三つの条件を守っていくことです。

骨を強くして、一生の間それを維持していくには毎日の取り組みを要するので、健康に年齢を重ねていくためにも地道に取り組んでみてください。

第5章

# 喜びの声――「骨電位療法」の劇的な治癒力

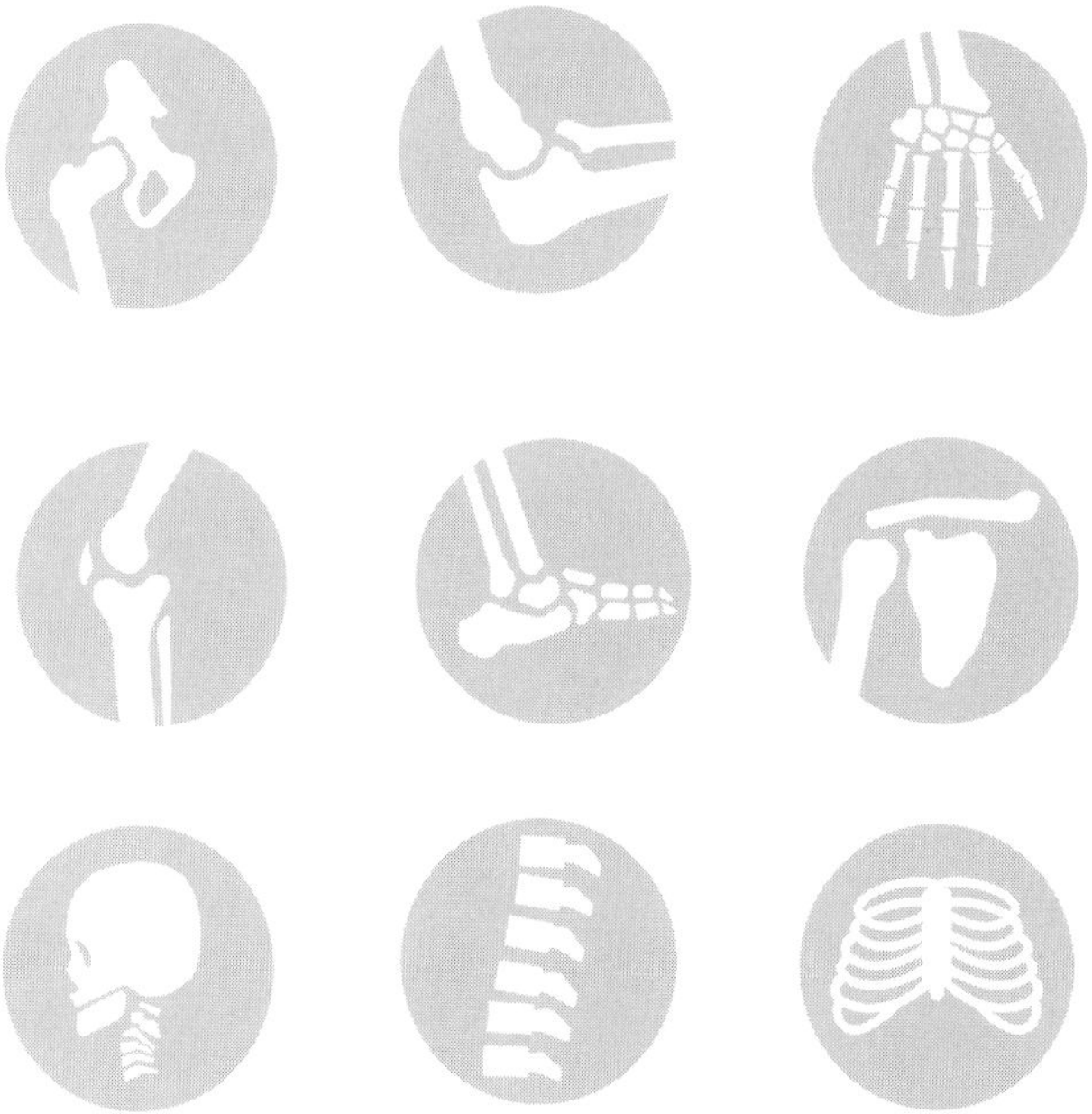

## 「本当に不思議な治療です」

吉○　謙○

若い頃から体力には自信があったのですが、30歳半ばの頃、鋳物の入った箱を持った瞬間、腰部に激痛が走りました。よく言うギックリ腰です。数日間安静にして、何とか動けるようになり、仕事に復帰したのですが、腰部の筋肉は痛むし、足腰の冷えが出て、就寝中は今まで入れたことのないコタツを離せなくなりました。また、意思と関係なく出る放庇に悩まされ、家族からは下品な人との烙印を押されてしまいました。

これでは、「今までの元気な自分がどこかに行ってしまった。何とか元の自分に帰る方法はないか」と模索していたときに、治せる先生がいるとの情報を友人から教えてもらい、浅井先生を訪ねました。

行ってみると、ごく普通の家でしたが、見事に治していただき、足腰の冷えや放庇も出なくなりました。本当に不思議な治療です。

先生曰く、「第5腰椎がすべり症になっていたので、第4腰椎を使い元の位置に戻しておいたのでこれで治っているでしょう。悪くなれば治しますので、もう来なくていいですよ」と言われ、びっくりしました。普通なら、「あと何回来てください」とか、「次は明日ですよ」と言われることがほとんどです。でも、「悪くなったら来てください。これで大丈夫です」と言われて、信じられない気持ちでした。

翌日からは、以前の元気な自分に戻れたことで、安心して仕事に邁進できるようになったのが何よりもうれしいことでした。

先生から、「骨が出す電気を痛みとして感じているので、この電気を少なくすると、痛みは消えるのですよ」と言われ、最初は信じられなかったのですが、現実的に痛みを感じないので、治っているのだと思います。

## 「即、痛みが取れて仕事ができるようになった」

永○　福○

浅井先生とは30数年のお付き合いです。きっかけは、会社での仕事中、10キロの品物を持ち上げたときにギックリ腰になったことです。当時、整形外科に治療のために通いましたが、2か月経過しても完治せず困っておりました。

そんなある日、知り合いの社長に相談して、浅井先生を紹介していただきました。早速予約をして治療を受けましたが、即、痛みが取れて仕事ができるようになりました。
以来、何かがあるとお世話になっていますが、すぐに改善するので助かっております。
以下、私が紹介した人たちの事例を紹介してみますので参考にしてください。
①腎臓病の方で人工透析を週に3回受けておられる75歳の奥様は、浅井治療所に通院し始めると症状が改善し、週2回の透析になり、尿の排出ができてきて、担当医に「こんな患者は見たことがない」と驚かれたそうです。
②「祭りで神輿を担いでいて肩関節を脱臼し、浅井治療所で整復してもらったところ、即、農作業をしてもまったく痛くならないので助かりました」との電話をもらい、紹介した甲斐がありました。
③三重県在住の弟の話ですが、菩提寺の役員をしている関係で、お寺の敷地で草刈り中に足を滑らせ、下にあった石で肩を打撲して脱臼したので、三重県、名古屋市等の整形外科へ6か月通院するも、医師からはこれ以上できることはないと言われ、私のところに相談がありました。
浅井先生への紹介とともに、運転ができない状態なので、三重県上野市まで迎えに行き、月に2回のペースで治療を受けました。すると、5か月後には車も運転できるようになり、

少しずつ農作業もできるようになりました。完治するまで1年半ほどかかりましたが、痛みも完全になくなり、ほかの異常もなく、現在も元気に生活しております。

以上、ほんの少ない例ですが、紹介した人たちを快方へ向かわせていただいたことが嬉しく、報告させていただきました。

なお、先生には、年に1～2回はメンテナンスをしていただいております。

## 「かゆいところにも、痛いところにも手が届く」

J・M

「かゆいところに手が届く」という言葉があるが、浅井融先生の治療は「かゆいところにも、痛いところにも手が届く」という言葉がぴったりだ。施術を受けると背筋が伸びる、視野が広くなる、鈍い頭痛がとれる、心も落ち着く。

靭帯の動きが悪くなって痛みや違和感が出た関節を元通りに戻す治療法を「徒手矯正療法」と言うらしい。

浅井先生の施術法は、この徒手矯正療法にさまざまな可能性を想定した「変形徒手矯正療法」と呼ばれるものだ。

たとえば、本人も忘れている昔の打撲で、骨の表面に凸凹が出来ていることがある。これが意外な病気や痛みを誘発することがある。先生は、問診票を書いた患者さんと向き合うだけで、この点を見抜かれる。だいたいどこが悪いのか、本人が気づいていない病気や痛みまで察して施術される。

施術の方法は、見た目にはきわめてシンプルだ。身体に電気を当ててピリピリさせることもない。骨をゴリゴリと鳴らすこともない。骨のゆがみから本人が気づきにくい指先の末梢神経の痛みまで、目を届かせて施術される。だから、腰痛や首の痛みを治す目的で通い始めても、気がついたら身体全体がラクになっている。

治療室は先生の自宅一階の畳部屋、アットホームな雰囲気が漂う。先生と息子さん先生の二人を先生の奥様がフォローされる体制だ。

先生は東大阪で開業され、箕面へ移って、これまで30年以上施術を続けられている。患者さんは今や10代の小中学生から主婦、スポーツ選手、高齢者まで幅広い。

患者さんは口コミを中心に今も増えている。

あえて難を言えば、人気が出て、施術の予約が取りにくいことだろうか。

## 「体を、生まれてきた頃の完全体の状態に近づける試み」

小○ 綾

『神は自分のかたちに人を創造された』という聖書の言葉があります。すなわち、母親の胎内にいるとき、生まれて来た直後は、人間はみな神のような完全な健康体であり、身体の中は細胞や血液や骨をはじめ、常に動きながら波動を発し、共鳴しながらバランスをとって生きていると、私は考えています。

それが、生きていくにつれ、地球上の空気や水や食の環境、二本足歩行や姿勢のクセ、周囲の情報や浴びせられる言葉の心的影響や人間関係など、さまざまな原因により、健康体のはずの人間の心身にゆがみが生じてバランスを崩してしまいます。

その不均衡状態が続いたり複数の場所で起こることで、肩こりや腰痛、内臓疾患や、事故などによる外傷、ストレス性心的疾患といった症状が現れてきます。身体は全体でバランスをとっているので、症状として現れる場所が必ずしも不調の原因がある場所であるとは限らないと思います。

浅井先生の施術は、そんなゆがみを、骨から発せられる電気信号から特定し、不調の原因を探りながら、身体を全体的に捉え、ゆがみを補整してくださるように感じています。すなわち、生まれてきた頃の完全体の状態に近づける試みです。背骨や四肢の骨を整えたり、マッサージすることで信号を確認し、あるべき場所に骨や細胞が戻るように導いてくださっているように感じます。あくまでも個人的なイメージですが。

私は首や膝に古傷による痛みがあったり、神経性の偏頭痛を持ち、胃腸にストレスが溜まりやすい体質ですが、先生の施術を受けた後は、身体にエネルギーがスムーズに流れ、軽くなる実感があるので、定期的に通わせていただいています。

浅井先生、いつもどうもありがとうございます。

## 「もう四半世紀、お世話になっています」

富○　雅○

今日はありがとうございました。左足は根が深いのか、まだガクッとなります。次回の帰阪時にも寄りますので、また診てください。

浅井先生には、これまで大変お世話になりました。いろいろと治してもらい感謝の気持ちで一杯です。

初めて診てもらったのが26年前、もう四半世紀を過ぎたのだなぁと感慨深いです。腰を痛めて、とても辛い日々が続いていました。

家内の母から勧められて診てもらい、その日に良くなってしまいました。これまでいろいろな治療をしていて、「いったい何をやっていたのか」と思ったのを思い出します。

それから2年後に大阪から東京に転勤になってからも、お世話になりました。

私は学生時代、ラグビーをしていましたが、ジムでトレーニングをやり過ぎて膝を痛めたことがあります。接骨院で診てもらってもいっこうに良くならず、浅井先生に診てもらったら「膝下の骨が内に入っているのを戻した」と言われ、それ以後何ともなくなりました。不思議ですが、いつも一回で治ります。体全体のバランスを診てもらっているのだと思いました。

先生は自宅で治療をされていますが、中に入ると空気がとても綺麗で気持ちが良いといつも思っていました。そのときにふっと、「来られた方が、みんな治って帰られ、また来られて感謝されているんだ」と思い、先生に伝えたことがあります。

浅井先生がおられなかったら、おそらく私の膝も腰もガタがきて今頃は歩くのも辛かったかもしれません。

膝を痛めてからは大阪に戻るたびに寄らせてもらい、予防のために診てもらっていました。もちろん、痛みがあるときはなおさらです。

最近も、体幹トレーニングで痛めた左足とお腹の調子が悪かったことを伝えたら両方とも診ていただき、帰るときは快調でした。

先生、本当にありがとうございました。感謝しています。これからもお元気で健康な方を増やしてください。そして、私もまた診てください。

## 「何があっても治療していただけるという安心感があります」　森○　美○

私が初めて浅井治療所にお伺いしたのは平成9年のことです。私の母が知り合いの方から紹介していただきました。母は、「お母さんがまず行ってくるから、よかったらあなたも行きなさい」と言って私も治療を受けました。

母は透析患者で、自尿がだんだん少なくなることに不安を感じていました。治療後、自尿が少しあったことを嬉しそうに話してくれ、それから、「体調が良くなる」と喜んで定期的に3週間に1度、治療していただき元気に過ごしておりました。

私は当時、頻尿で膀胱炎の治療を病院で受けておりましたが、改善するどころか、だんだん尿を我慢できなくなっており、失禁を心配して、時計を見ながら、2時間ごとにトイレに行くという状態でした。

大学病院での受診時に医師にそう訴えると、安定剤を処方されるようになり、病院へも行かなくなりました。また、その頃から股関節が外れるような痛みがあり、仕事帰りの際、駅では痛みで階段が降りられず、股関節を手で固定しながらようやく降りたり、何もないところで、突然転倒したこともあります。階段の上から落ちたら……とか、尿失禁で失敗したら……と、不安を抱えながら過ごしておりました。

浅井治療所の治療で、これらが改善するという期待は全くなかったと思います。初診時に困っている症状を伝え、「過去に大きな転倒はありませんでしたか」と先生が質問されましたので、学生時代に階段の上から落ちたことを思い出しながら話すと、先生が、「それは、恥骨を痛めたのかもしれない」と言って、治療してくださいました。

治療後に食事に気をつけるようにと助言され、続けて治療をしても効果がないことを言われました。こういった治療院では、しばらく続けて来なさいと言われることが多いと聞いていたのですが、ここは違うんだと思い、また奥様が、この治療は2～3日してから効果が出ますから、と優しく声をかけてくださったのも印象的でした。そして3日後、ピタッと失禁がなくなり、びっくりしました。股関節の痛みも忘れていました。

その後も、1～2か月に一度は治療していただいています。何となく倦怠感の強いときにも、帰りは元気になります。長年悩まされていた鼻炎の症状も、ほとんどなくなっています。先生から、「前回の症状はどうですか？」と尋ねられても、良くなっていることをすっかり忘れていて、「何でしたっけ？」と言ってしまったりする、治療の甲斐のない患者ですが、「何があっても浅井治療所に行けば治療していただける」と安心して生活しています。

これからも食生活に気をつけて、ずっと先生方のお世話になるつもりですので、よろしくお願い致します。

## 「息子のジストニア（？）が劇的に改善しました」

○本　○和

**制御できない身体**

始まりは息子が16歳のとき、「手首が痛い」と訴えたことでした。その後、関節が痛い、目の奥が痛い、頭痛がする、手や足が勝手に動く、身体が震える、立っていられない……など、あまりにも多くの症状が出てきたので、整形外科、内科、神経内科と、病院通いの日々となりました。

総合病院で一週間の検査入院をしても原因が見つからず、カイロ、鍼灸、整体と治療院を探し、施術してもらいましたが、症状が改善しないまま8年が経過しました。

息子は「ジストニアが自分の症状に似ている。ジストニア専門病院へ行き脳に電極を埋めたい」と言い出し、ジストニア専門医からは、「電極を入れても完治するわけではない。ご飯が食べられるなら、このまま様子を見たほうがいい」と言われました。

息子は、身体の症状の辛さと、誰も理解してくれない状況の中で「どこへ行っても治らない。このままでは仕事をすることもできない。生きていけない」と絶望を感じるようになりました。

## 浅井先生との出会い

8年間も息子と数々の治療の場所へ出向いたため、私のエネルギーもなくなり、このまま治らないと諦めていたとき、「最後に浅井先生にどうしても診てもらいたい。もしダメだったら、もう諦めるよ。この身体じゃ生きていけない」という息子の強い希望があり、

2か月に一度、東京で施術している日に予約を入れてもらいました。

浅井先生は穏やかな顔で息子の状態を診て、「背骨がズレている。脱臼している。ここも、ここも」と、ゴムハンマーでトントン叩き、骨を正常な位置へ戻してくれました。

施術が終わり、立ち上がった息子が、「後ろへ倒れない。立っていられる！」と感動したように言いました。そこには別の患者さんがたくさんおりましたので、息子は泣くのを我慢し、治療会場を出るなり「手足の反射が収まってきた。普通に歩ける。動悸もなくなった。身体が自分の身体になっている。浅井先生は神様だよ」と涙しました。

治療前は、バランスもとれず、制御できない反射が起こり、物を持っても落としてしまう状態でしたが、治療後は足早に歩き、満員電車のつり革につかまり、自宅へ帰ることができたのです。

## 浅井先生の施術

息子は成長期に無理な筋トレをした際、脱臼し、そのまま鍛えたため、変な形に筋肉が付いて身体が一方向に引っ張られ、骨が出す電気信号が関節に溜まり、痛み、震え、反射等を起こしていた……と、先生から説明がありました。

骨が出す電位など、今まで聞いたこともないので私は深く理解できませんでしたが、浅井先生との出会いがなければ今の息子はいません。先生に出会えたことに親子で毎日感謝する日々です。

息子はジストニアの対症療法、脳に電極を入れて症状を抑える治療を考えたほど、辛い状況でした。「多くの解明できない難病・奇病の人が浅井先生の治療で治るのでは」と思ってしまうほど、先生の治療で息子の症状は一瞬で劇的に改善しました。

今では息子は積極的に外へ出るようになり、これからやりたいことに向かって勉強し始めました。身体だけでなく、閉ざされていた心まで開けてくださった浅井先生、若先生、奥様、本当にありがとうございました。

## 「息子と娘の難病が改善しました」

○本 ○美

浅井先生には、家族が永くお世話になっております。

内股の息子は小児整形のある病院をいくつも回りましたが、良い結果は得られませんでした。浅井先生の治療所で初めての治療後、足がスムーズに動くようになったのでしょうか、治療所からの坂道を猛スピードで駆け降りた息子の姿を鮮明に覚えています。

小さく生まれた娘は、5か月間、NICU（新生児集中治療室）に入院しましたので、いろいろなものを背負う子と覚悟して育てていました。しかし治療を受け始めたところ、「溝に落ちなくなった、階段の上り下りがスムーズになった、文字を重ねずに書ける、文字を目から離して読む、視野が広がったのか本を開いて読む、絵を描くときも、ブラックジャックのような半分だけの顔から両目の顔を描くようになった」など、気にはなっているけれども言葉では説明しづらい病態が解決していく不思議さを味わっています。

浅井先生の治療法は、先生の生まれ持った物凄い探究心から生み出され、豊富な知識と経験によって理論的に洗練されながら構築されていったものだと思います。

本当に、家族みな、感謝しております。どうぞ、お体にお気をつけていただいて、ますますのご活躍を願っております。

## 「元気に趣味を楽しみます」

○谷　○子

いつも施術を有難うございます。先日整体をしていただいたお陰さまで膀胱、腸、子宮が元に戻ったようで、尿漏れ、便秘、膣の下がりが治り、腰回りがすっきりしました。

3日目くらいから変化が出ました。
感謝感謝。本当に有難うございました。
元気に趣味を楽しみます。

## 「景色が変わる治療。多くの治療家と共有したい」

平〇行

浅井先生が治療をすると景色が変わるような気がする。治療を初めて見たときに目の前にいたのは、ヨチヨチ歩きのように頼りなく歩く初老の紳士。身体中が悲鳴を上げるような感じで必死に歩く姿でした。

患者さんを見た瞬間に「これは簡単じゃないぞ」と感じました。普通はそうです。簡単なわけがありません。簡単どころか、大変な苦労をしても症状の改善は難しい。常識的にはそうなのです。

あのときのことは今でもよく覚えています。浅井先生が背骨を叩くと、そのたびに、まるでCGでも見ているかのように、初老の紳士の姿勢が変わっていったのです。

体の中の何かが解《ほど》けるような感じで、叩くたびにどんどん崩れた姿勢が元に戻っていきます。それと同時に、患者さんの表情が明るくなっていきました。初めて見た不思議な光景は、患者さんだけでなく、周りの光加減や空気の濃度まで変える感じがして、私を魅了しました。

あれからご縁をいただき、何度も治療を見せていただく機会を得ました。先生からいろいろなお話を聞かせていただき、時間が重なると、一見不思議な治療法も、素晴らしい、新しい治療法だと理解できるようになりました。

体の異常は確かに電気的な変異が大きく関係しています。詳しくは本文に書いてあるのでここでは書きませんが。

浅井先生がゴムハンマーで叩く箇所は、患者さんの訴える場所とはまったく関係ない場所がほとんどです。まるで関係ない場所をトントンと叩くと、まるで水が流れるように見え、そして筋肉が流れるように変わっていきます。痛風による足の指の腫れがスッと引いたのを目の前で見たこともあります。まるで手品のようです。

手品にはタネがあり、一般の人が知らない原理があります。それを知れば不思議な現象を理解することができるようになります。タネの使い方を熟知して練習を重ねれば、初めて見たときには魔法のようにしか見えなかった手品でも、同じように自分でもできるようになります。

まるで手品のような不思議な治療法。その理論と手法が本書で明らかになっています。優れた手品は独占するものです。芸事は唯一無二の存在が価値を決めるからです。

しかし手品と違い、優れた治療法は、できるだけ多くの人に知っていただいて共有することが大切です。

身体に問題を抱える誰もが健康を回復するためには、唯一無二の存在がタネを明かして、より多くの治療家と共有することが重要だと思います。それが健康な人を増やし、ひいては人類の幸せにつながるのです。

病気やケガをすると気分が落ち込み自分の周りが暗く見えます。元気になると気分も変わり、今までと同じ景色が輝き出します。

初めて見たときに変わったように見えた景色は、患者さんの見ていた景色だったのかもしれません。

## 「衝撃を受けた凄い治療法。これからも精進していきます」　○沢　○一郎

中学生の頃から武道を長年学んできましたが、あるとき、いくら武道がうまくなっても自己満足ではないかと気がつきました。そのときに武道の活法である腱引き療法の存在を雑誌で知り、これであれば武道が人のために役立つのではないかと思いました。これをきっかけに筋整流法の小口先生から腱引き療法を学び、2010年12月に腱引き師になりました。

当時は東芝の技術系関連会社で四日市の工場にて半導体のエンジニアをしており、休日や夜間の時間を使って施術をしていました。患者さんから感謝の言葉をいただくうちに、これが天職の仕事ではないかと思うようになってきました。

そんなとき、2012年7月に上司から四日市の工場から横浜の本社へ転勤の打診があったことをきっかけに、残りの人生を後悔なく生きようと、1年後の2013年7月で退職して、実家の大分で開業することを決断しました。

浅井先生とお会いしたのは2013年2月の腱引きの大阪伝承会の会場でした。小口先

生の招待で浅井先生が初めて腱引きを見学にきました。ちょうど相撲取りのS司とK司が施術を受けにきて、腱引きの仲間が施術をしましたが、あまりにも体がボロボロで苦戦していました。

そこへ浅井先生が登場して施術を始め、ゴムトンカチでトントンやって、あっという間に改善させてしまったではないですか。腱引き以外にもすごい療法があったのかと衝撃を受けました。

骨を調整する施術で、ここまで一気に改善する光景は見たことがありません。ぜひこの施術法を習いたいと思いました。しかし私は小口先生の弟子であり、師匠の許可なく浅井先生に習うことはできません。そこで小口先生に、どうしても習いたいとお願いして弟子入りの依頼状を書いていただきました。これにより、浅井先生の弟子入りの許可を得ることができました。

29年勤めた会社を2013年7月末で退職し、8月9月と腱引きの本部で修業をした後、10月に浅井治療所での修業が始まりました。最初は、目の前で短い時間で改善していく人を見て驚きの連続でしたが、日数が経つうちに改善することが当たり前と思うようになってきました。

浅井先生の施術は骨電位療法と言い、指の先で骨の電位が感じ取れる能力が要求され、非常に難易度が高いものです。これを修得しているのは息子さんである副院長以外にはなく、今まで何人か勉強に来たが修得できなかったとのことでした。

また修得のカリキュラム等はなく、施術を手伝いながら覚えるしかありません。幸いにも私は電位を感じ取れる能力があったようで、「何となくこれではないか」とわかるようになりました。手伝いながら学び取るのに必死で、あっと言う間に1か月が過ぎました。

まだ続けて学びたいとの思いがありましたが、11月の大分での開業に向けての準備もあり、1か月の弟子入り修業が終了しました。浅井先生からは施術以外にも一流の施術者としての心得を学ぶことができ、本当に感謝しています。

2013年11月11日から、アパートのこじんまりとした一室で腱引き療法と骨電位理論を用いた施術でスタートしました。最初の2週間は3人しか来ませんでしたが、不思議と不安はありませんでした。浅井治療所の弟子入りで学んだ通りに、お客様一人ひとりを確実に改善しようと取り組み、いろいろな工夫や改善を重ねていたら、いつの間にかお客様が増えてきて、筋整流法の組織では2年連続して新規顧客数がトップになりました。

店舗が繁盛すると、教えてほしいという弟子も増えてきて、2019年6月現在で、大分県では弟子の店舗と合わせて5店舗になりました。

先に述べたように骨電位理論は難易度が高く、弟子には一部しか伝えていませんが、浅井先生から学んだ施術者としての心得を伝えています。目の前の困っている人をいかに助けることができるか、その思いを持って施術すれば、人に感動を与え信頼を得ます。多くの人々を助けて感謝され、社会に貢献している誇りを持つことができます。

いずれ、私の弟子も自分の弟子を持つことになるでしょう。私から心得を伝えられた弟子たちが人々から感謝されるとともに、自分自身が繁栄して、誇りを持ち、後世へ継承していってほしいと願っています。

年齢的に残された時間は少なくなってきましたが、限られた時間の中で、今できることを精一杯やって今を生きるだけです。開業当初の初心を忘れないよう、これからも精進していきます。

# おわりに

「人の体は小宇宙である」と言われます。つまり、人体には多くの未知の領域があるわけですが、特に病気に関しては、まだまだ解明されていない症状があり、そのために医療の分野は日進月歩の世界になっているのです。

そのような解明されていない病気の中には、本書でご紹介した「骨電位療法」で改善する部分もあることを少しでもご理解いただけましたら、私にとって大きな喜びです。

宇宙の法則に合致した生き方をしていれば、病気はあなたのそばに寄ってきませんが、法則から外れた生き方をしていれば、不調を感じることもあるでしょう。そのようなときは、「体が異常として警告を発している」と思っていただければ、悩んだりすることもなくなり、病気と共存する気持ちになるのではないでしょうか。

この世で生きているということは、「身体を借りている状態」と言えます。

過度に身体を酷使すれば、「少し休ませてよ！」と身体が悲鳴をあげることもあるでしょう。一定の年齢に達してからは、無理なことをすると体は悲鳴をあげるのです。病気というのは、身体が休養を求めていることなのかもしれません。

本書でご紹介した「骨電位療法」は、誰に習ったというわけではなく、患者さんが教えてくれたとしか言いようがない治療法なので、他人へ教えることは重要視していなかったのですが、私の世代で消滅してしまうのであれば、人類にとっての宝物である施術法が消滅してしまうことになります。それは医療の世界にとっても不幸な損失であると思い、今回、書籍という形にして後世に残しておくことにしたのです。

ただし、本書でご紹介した症例について、「なぜ効果が出るのか」ということを科学的に測定・証明することはできていませんので、興味がある医療関係者の方がいらっしゃいましたら、共同研究をお願いする次第です。

自覚症状がありながら、医療の検査では異常が発見できないことでお困りの方は多いものです。そのような場合、私たちの「骨電位療法」を試みていただくと正常になることがありますので、発想を変えてみてください。
骨が出す電位を低下させる治療法があることを信じられる人だけが、良い結果を得られるのです。すなわち、「信じる者だけが救われる」不思議な治療の世界なのです。

最後になりましたが、今回、出版にご尽力いただいた現代書林の皆々様方、科学的な鞭撻指導をいただいた大学の先生、教授の方々、また、生き方を啓示していただいた国務大臣を含む政治家の諸先生方、そして私の生活を支えてくれている家族、私を生んで育ててくれた両親、先祖に対して、深く感謝の言葉を申し上げる次第です。

浅井　融

健康《けんこう》を取《と》り戻《もど》したければ、「骨《ほね》の電気《でんき》」を整《ととの》えなさい！

2019年10月21日　初版第1刷

著　者 ―――――― 浅井《あさい》　融《とおる》
発行者 ―――――― 坂本桂一
発行所 ―――――― 現代書林
〒162-0053　東京都新宿区原町3-61　桂ビル
TEL／代表　03(3205)8384
振替00140-7-42905
http://www.gendaishorin.co.jp/
ブックデザイン ―― 吉崎広明(ベルソグラフィック)
イラスト ――――― 村野千草
カバー写真 ―――― tsuneomp／shutterstock.com
本文章扉イラスト ― Auttapon Wongtakeaw／shutterstock.com

印刷・製本：広研印刷(株)
乱丁・落丁本はお取り替えいたします。
定価はカバーに表示してあります。



ISBN978-4-7745-1817-6 C0047